胎儿消化系统
疾病释疑

俞　钢◎著

U0342305

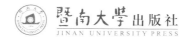
暨南大学出版社
JINAN UNIVERSITY PRESS

中国·广州

图书在版编目（CIP）数据

胎儿消化系统疾病释疑/俞钢著．—广州：暨南大学出版社，2018.8
（"宝宝加油"胎儿医学科普丛书）
ISBN 978 – 7 – 5668 – 2421 – 9

Ⅰ. ①胎…　Ⅱ. ①俞…　Ⅲ. ①胎儿疾病—消化系统疾病—普及读物
Ⅳ. R725. 7 – 49

中国版本图书馆 CIP 数据核字（2018）第 134609 号

胎儿消化系统疾病释疑
TAIER XIAOHUA XITONG JIBING SHIYI

著　者：俞　钢

出 版 人：徐义雄
责任编辑：曾鑫华　高　婷
责任校对：王燕丽
责任印制：汤慧君　周一丹

出版发行：暨南大学出版社（510630）
电　　话：总编室（8620）85221601
　　　　　营销部（8620）85225284　85228291　85228292（邮购）
传　　真：（8620）85221583（办公室）　85223774（营销部）
网　　址：http：//www. jnupress. com
排　　版：广州市天河星辰文化发展部照排中心
印　　刷：广东信源彩色印务有限公司
开　　本：787mm×960mm　1/16
印　　张：10. 75
彩　　插：4
字　　数：122 千
版　　次：2018 年 8 月第 1 版
印　　次：2018 年 8 月第 1 次
定　　价：45. 00 元

总　序

　　随着胎儿医学的发展，临床胎儿医学已经渐渐向我们走来。伴随着大量的产前筛查、超声波普查及影像设备的更新和诊断水平的提高，海量的胎儿医学信息使现有的产前诊断和围产医学已无法满足临床的实际需要。过去，许多问题胎儿都是交给产科医生引产解决，目前，胎儿疾病在临床上仍没有专门的医生诊治，依然是临床医学上的一个空白。超声医生发现胎儿问题转到产科，产科医生转到儿科或新生儿科，儿科医生转到外科或小儿外科，外科医生要求生后再想办法解决。实际上，胎儿的许多生理和病理现象不是某个专科医生或某项检查就能解决的，也不是单纯引产就能了事的，它需要临床医生综合各种产前检查和信息，综合判断并作出临床处理或提供治疗的明确方案。因此临床胎儿医学的诞生是医学发展的必然过程，它是在产前诊断和围产医学的发展过程中，逐渐衍变而成的更高一级的发展形势。

　　临床胎儿医学，顾名思义是应用临床的医学思维针对胎儿的常见疾病进行诊断和治疗，而其中最主要的就是临床胎儿内科学和临床胎儿外科学。临床胎儿内科学是在内科学的基础上，将胎儿疾病用内科的诊断和治疗方式判断和提出处理意见，在目前主要是结合产前检查的遗传学指标或基因学问题诊断和治疗，实际上是将所有临床胎儿外科学不能解决的胎儿问题都归属在临床胎儿内科学的范畴。而临床胎儿外科学是在临床胎儿医学基础上形成的以外科手术或技术为主的医疗模式，它包括用外科的临床治疗思路来审视各种产前胎儿医疗信息，应用外科的治疗手段来处理和解决胎儿疾病和问题，同时融合产科、围产医学、产前诊断技术以及遗传、医学伦理等多学科的知识和经验。在目前主要是针对可能致死或致残的胎儿疾病，应用手术在胎儿期或产时胎儿期或新生儿期进行外科治疗。

"宝宝加油"胎儿医学科普丛书以胎儿和新生儿外科疾病为基础，围绕产前超声检查和胎儿期外科疾病的临床诊断和治疗进行科普介绍，主要针对胎儿期相关外科疾病包括胎儿肺囊腺瘤和隔离肺、膈疝、食道闭锁、消化道闭锁、腹壁发育畸形、肾积水等，阐述了当前临床胎儿医学中存在的知识缺乏或信息不对称等问题，解释和说明了当前胎儿外科疾病的诊断和治疗的原则、方法等相关问题。

由于胎儿医学涉及医学较前沿的内容，书中论及的许多问题不一定跟得上医学的发展形势，其中某些医学观点还有待商榷，可能还存在不少缺点和错误，因此希望引起各位同行和专家的关注和共鸣，同时也期望得到各位的指导和斧正。

俞　钢

2018 年 4 月

序　一

　　《胎儿消化系统疾病释疑》是"宝宝加油"胎儿医学科普丛书之一，它从胎儿医学的角度以浅显易懂的语言重点介绍了关于胎儿消化系统疾病的基础科学知识，以及该领域目前在我国的发展现状。该书既介绍了胎儿医学基于现代医学发展的前沿性，也简述了其作为一门新兴的交叉亚专业学科在我国"生根、发芽、开花和结果"的诸多无奈和不足，例如，胎儿十二指肠高位梗阻的一体化管理问题、受体制和架构局限的问题、临床缺乏专业的胎儿医学专科的问题等。这些问题都导致了胎儿消化系统疾病的临床诊治在诸多环节上的脱节和混乱。因此，胎儿医学亟须得到社会的高度重视和认同，以及对该亚专业学科发展的深入梳理。

　　该书秉持着推动和促进胎儿医学发展的初衷，从科普的角度为普通大众和妈妈们打开了一扇了解胎儿医学的大门。同时，它也为广大的胎儿医学工作者提供了一扇深入认知胎儿消化系统疾病专业知识的窗口，通过众多的案例和经验分享，为今后中国的胎儿医学发展增添了新的篇章。

　　胎儿医学不仅仅局限于产科，同时还需要胎儿超声、小儿内科、小儿外科等众多学科的参与，反映了胎儿医学多学科交叉的特点以及未来发展的前景。俞钢医生从事小儿外科工作三十余年，他以丰富的小儿外科经验，主动参与胎儿医学的学习和研究，是胎儿医学的生力军。

希望通过本书的发行和推广，促使全社会有更多的医学专业人员参与到胎儿医学的工作领域中来，也希望全社会有更多的人了解和关注胎儿医学，关注患消化系统疾病的宝宝们，为广大家庭的幸福和美满保驾护航！

刘兴会

四川大学华西第二医院产科主任

中华医学会围产医学分会候任主任委员

中华医学会妇产科分会产科学组副组长

2018 年 3 月于四川

序 二

　　围产医学的发展源自 20 世纪 70 年代，并在 70 年代末期进入我国。围产医学的研究目的是降低孕产妇与围产儿的死亡率，提高孕产妇与胎、婴儿的健康水平，降低存活新生儿的致残率，提高我国出生人口素质。近四十年来，全国围产医学的同道们兢兢业业，一步一个脚印，迎接了一个又一个的挑战，时至今日，我国围产医学的产前诊断，产科，新生儿内、外科，以及专科护理，辅助诊断等相关学科都已经有了长足的进步，大大缩短了与国际先进水平的差距。

　　胎儿医学在国外已经有三十年的发展历史，生化筛查，临床遗传，超声影像，产科临床，新生儿内、外科等多学科逐渐整合，胎儿医学也是整个临床医学发展的一个亮点，它涉及基因组学、蛋白组学、代谢组学、微创手术、基因治疗等最前沿的生物医学技术，是现代生物医学的集大成者。胎儿医学通过多学科共同研究母亲—胎盘—胎儿系统的生理、病理、代谢情况，并在宫内进行相应的胎儿干预和手术及术后的随访与管理。胎儿医学是一个独立的亚专业学科，目前在复杂性双胎的治疗，特别是在双胎输血综合征的激光治疗、Rh 溶血的宫内治疗等方面已逐渐成熟。我国近年也陆续开展了胎儿医学相关的临床研究工作，并已崭露头角，自 2011 年在上海举办了中国第一次真正意义上的"胎儿医学大会"以后，我国的胎儿医学方兴未艾，但同时也说明胎儿医学尚处于起步阶段，还需要制定出一系列的临床规范和标准。

广东省妇幼保健院 2006 年在省内率先开设了胎儿多科会诊，凭借我院相关科室高水平专家的长期坚持和努力，几年来接受了数千名孕妇的咨询，为她们提出临床指导意见，挽救了不少可能会被引产的胎儿的生命，影响力遍及全省及周边地区，已经成为省内产前诊断的权威机构。现在我院也正在对胎儿多科会诊工作不断进行完善，期望能有更多的制度和规范制定出来，促进胎儿医学的发展。

俞钢教授从事小儿外科工作三十余年，近二十几年来主要从事新生儿外科，是我省新生儿外科的领军人物之一。自胎儿多科会诊开设以来，俞钢教授一直是其中的中坚分子，他在新生儿外科各种疾病方面的诊治水平也逐渐名声在外。近年来他主要进行胎儿疾病的诊治研究，在国内率先使用网络平台，利用"好大夫在线"个人网站和"宝宝加油 QQ 群"，先后接受了数千名孕妇的网上咨询。每年他会给 100 多名新生儿进行手术，是目前国内进行新生儿手术例数最多的医师之一，且大多取得满意疗效。

有感于我国大部分医生、孕妇对胎儿消化系统疾病认识的严重不足，高达 80% 的患病胎儿在未经专业评估下即被动引产，使部分有机会选择出生的胎儿失去了合理的生存机会。俞钢教授在《胎儿消化系统疾病释疑》这本书中以专业、严谨的态度介绍了胎儿消化系统疾病的诊断、治疗和围产知识，主要包括：①胎儿消化系统疾病的一体化管理，改变了消化系统疾病的传统治疗模式；②提出了胎儿消化系统疾病的治愈率可达到90%；③提出了胎儿消化系统疾病产前影像学的评估指标；④为认识胎儿消化系统疾病提供了浅显易懂的临床案例。本书内容深入浅出、通俗易懂，涉及孕妇和产科医生关心的不同问题，解答了他们的疑惑，缓解了孕妇及其家人的焦虑心理，提出了诊断评估流程及医学伦理问题，从根本上改变了大众对胎儿消化系统疾病的传统认识，使产前诊断和治疗更趋于合理化和人性化，是一本值得医护人员和患儿家长阅读的好书。

我和俞钢教授毕业于不同的院校，共事二十余年，虽然分属内、外两科，但对新生儿专业的共同关注使我们经常进行业务沟通、探讨及研究，他所领导的新生儿外科的发展为新生儿内科提供了极大的保障。今天他所开展的胎儿医学工作将使得从孕产和胎儿到新生儿的过程达到无缝衔接，为我们展示了一个新的医学领域。作为同事更是好友，他对事业的追求令我佩服！于是在友情的推动下，更是在俞钢教授奋斗精神的推动下，我写下了这篇序言。

陈运彬

中华医学会围产医学分会常务委员

中国医师协会儿科医师分会常务委员

广东省医学会围产医学分会主任委员

广东省医师协会儿科医师分会主任委员

2018 年 3 月于广州

前　言

　　胎儿消化系统疾病是小儿外科三大主要疾病之一，但在整个胎儿疾病的发生和发展过程中，消化系统疾病的发病率并不高。由于胎儿疾病体系中消化疾病的认识和治疗都较成熟，因此产前诊断和治疗中仍有很多疾病需要得到关注。又因胎儿消化系统疾病的性质一般都不是致命性的，所以胎儿在产前得到诊断后绝大部分都需要等出生后才进行治疗，相关知识和内容都集中在围产期或出生后早期，即形成小儿消化系统疾病的诊断和治疗，而胎儿期消化系统疾病的主要内容是产前诊断和评估。

　　随着胎儿超声及影像学的发展，越来越多的有关胎儿消化系统疾病的问题被提出。产前超声诊断胎儿消化系统疾病的准确率大部分可达98%，尤其是胎儿十二指肠梗阻问题。产前超声诊断为早期诊断和早期治疗提出了新的要求和标准，同时也为胎儿消化系统疾病的发展奠定了基础和提供了空间。伴随着网上咨询胎儿消化系统疾病的人数的增多，且大多的咨询问题都是简单的重复，仅靠我个人对这些问题进行解答，已经让我失去了大量宝贵的工作时间。幸好，互联网的普及使我可以依赖网络来不断改善和解决一些问题。同时我也发现通过写书能将诸多相同的问题进行归纳总结，能使我从繁重的咨询和口头解释工作中解放出来，这也是我写此书的原因。

胎儿医学目前还是一个很新的领域，应用临床思维对胎儿现象乃至疾病进行审视和判断正逐渐步入大众生活中，将胎儿视为生命已经被越来越多的社会大众所接受。但胎儿消化系统疾病只是胎儿医学内容中一个很小的分支，目前医疗界和普通大众对此认识并不深且有很多迷惑和误解，这方面的认识迫切需要得到了解和提高。

本书以科普的形式，主要通过问答和介绍典型病例等方式，力图将胎儿消化系统疾病深奥的知识以简单、容易理解的形式展现给大家。本书的前半部分是有关胎儿消化系统疾病的相关咨询内容，这些都是过去几年里我在"好大夫在线"个人网站上对患者问题的实际解答，从患者的角度将胎儿消化系统疾病的有关情况作了全面的介绍，所以主要针对的是患者及其亲人。本书的后半部分则是将国内外研究此病的新进展和新认识作了综述，以通俗易懂的语言形式对胎儿消化系统疾病作了问答总结并提出当前存在的一些问题，系统介绍了常见的胎儿消化系统疾病。同时结合典型病例的实际情况和图例进行讲解，使读者能够充分了解该病目前的发展情况和存在的问题，所以本书的读者既可以是妈妈们，也可以是医务人员，包括影像、产前诊断、产科、新生儿科和外科等科室的专业人员。最后，由有过亲身经历的妈妈们用自己的语言讲述她们在胎儿消化系统疾病诊断治疗过程中的种种经历，如发现胎儿问题时的茫然、诊断初期的惶恐、知道结果后的绝望、绝望中发现网络上有一线生机的兴奋、进入"宝宝加油QQ群"后的喜悦和信心、对产后的手术治疗和远期疗效的担忧、顺利完成所有治疗后的如释重负感和见到活泼可爱的健康宝宝时的成就感等。每一位有过此种经历的父母都可以说历经了一场悲喜反转，在几近绝望中，绝大部分父母终得正果，但也有悲痛和教训，成为其他妈妈们的前车之鉴。

本书通过文字表达了对未来新生命的祈盼和尊重，并充分体现了人类最原始、最真切的情感，可算一部人性教育的科普读物，适合所有的读者。尽管本书不能解决所有胎儿消化系统疾病的问题，但我想至少也能起到抛砖引玉的作用。由于胎儿膈疝和食道闭锁按分类也属于胎儿消化系统疾病范畴，但在胎儿期其表现更多为与胎儿胸部异常相关联，所以将上述两方面的内容单独列出，放在前期出版的《胎儿膈疝和食道闭锁释疑》一书中，需要了解的可查阅此书。此外，部分发生在腹部的与胎儿消化相关的胎儿肿瘤，如卵巢囊肿等，也列入本书一并讨论。

在近十年从事胎儿医学工作的过程中，我得到了医院领导和众多相关部门的支持，并得到许多来自互联网及"宝宝加油QQ群"的妈妈们的热情支持和鼓励。是她们让我能够保持高涨的情绪和积极的进取心，在面对重重困难时决不低头、努力向前，同时，使我对胎儿消化系统疾病有了更深的理解和认识。还有我的家人、同事、朋友和曾经的患者，他们都给了我无私的支持和帮助，使我能够顺利完成本书的撰写，在此一并表示深深的感谢。此外，还需要特别感谢广东省狮子会茗德缘服务队的狮友，是他们为广大的病患父母们伸出爱心之手，做慈善泽福社会。

本书中的观点和医治方法仅代表本人经验，其中言语对涉及相关专业的人员若有冒犯，还请各位海涵。

俞　钢

2018 年 4 月于广州番禺新造

目 录

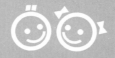

第一篇　胎儿消化系统疾病百问解答

- 与传统小儿消化系统疾病问答不同，胎儿消化系统疾病百问解答是一个全新的视角。从胎儿到新生儿的诊治过程是一个一体化的管理过程，一体化的胎儿管理模式能有效地控制和降低胎儿的并发症，使总治愈率达90%。

- 孕妇是否继续妊娠，除了进行专业评估外，还取决于个体的社会背景及家庭对胎儿的预期，而人文因素也是决定胎儿去留的重要因素。

- 胎儿消化系统疾病原则上选择在新生儿期治疗。

- 对于有风险的胎儿消化系统疾病，孕妇选择继续妊娠时需要有面对不良预后的心理准备。

- 尽管胎儿消化系统疾病有近100%的治愈率，但这是医学上的概率，具体到每个个体，医疗过程中仍有风险。

- 孕期评估的最佳时间为第24～28周。

- 胎儿的宫内转运和远程胎监管理是一种方便和有效控制并发症的方法。

- 产后救治的主要手段有新生儿的早期生命监测、手术治疗等，微创手术为首选。

- 胎儿消化系统疾病与染色体异常有很大的关系，需做常规遗传学检查。

本篇的内容主要是汇总我于 2009 年以来在网上回答全国各地患者提出的 100 个胎儿消化系统疾病问题，尽管患者提出的问题有很多雷同，但具体情况不大一样。每一个患者对胎儿消化系统疾病的认识和理解不同，所处地方和环境不同，关心和考虑问题的差异性也极大。所以，将问题罗列出来相信对每一个迫切需要了解这方面信息的父母会大有裨益，也是让医生从患者的角度更深切地体会即将为人父母或祈盼新生命的父母的需求，最大限度地满足不同患者的愿望。

1. 问：**怀孕 24 周时 B 超检查发现，胎儿右上腹、肝下缘囊性占位，31 周时在某三甲医院做 B 超检查时发现囊性占位由原来的 2cm×1cm 变为 2.4cm×1.2cm，囊性占位与肝内扩张的胆管相通，扩张的胆管长 24mm、宽 6mm。预产期 2010 年 10 月 27 日。请问：小孩出生后是否需要手术？小孩多大时进行手术比较合适？出生后会有什么并发症？**

答：考虑诊断为先天性胆总管囊肿，胎儿出生后可以即刻手术治疗。产前如需要支持可到我院胎儿医学科咨询。

2. 问：**怀孕 6 个月时 B 超检查发现宝宝肠胃有轻度回声增强，宝宝会不会畸形？怎么预防？**

答：你好，你提供的 B 超结果不是很完整，无法判断胎儿的情况，请上传详细 B 超结果。单纯的肠管回声增强并不能确定胎儿有问题。

3. 问：**尊敬的医生，我怀孕 33 周了，做 B 超时才发现胎**

儿肠梗阻，还有右心房增大，请问这种情况应该怎么办？

答：这种情况需要让胎儿医生帮你。通常大部分的胎儿肠梗阻都为肠闭锁，出生后可手术治疗，我院的治疗率可达90%。

4．问：怀孕29周进行B超检查时发现胎儿腹腔内肠管回声增强，范围约 $2cm \times 3.7cm \times 2.1cm$。请问：①情况严重吗？②胎儿能成活吗？③是不是胎儿的粪便造成的？④为什么会出现这样的情况？

答：肠管回声增强只是一个现象，不能说明有问题，需要动态观察，定期复查B超，并进行遗传学相关检查。

5．问：怀孕32周在医院进行B超检查，结果显示：胎儿腹部器官胃泡、肝脏、胆囊可见，于右侧中上腹部可见一类圆形囊性肿物，大小约 $18mm \times 16mm$，壁薄，内呈无回声，与胆囊颈部关系密切，CDFI显示：肿物壁上及内部未见血流信号。请问胎儿生出来以后什么时候治疗最好呢？治疗后的效果如何？费用是多少？

答：高度怀疑胆道畸形、胆总管囊肿或胆道闭锁。前者还可以治疗，后者则最好放弃，但要在产前确诊有难度，有条件可到门诊找我。

6．问：县医院B超检查结果：胎儿腹部见条状强回声，结肠呈走行分布，最宽处约 $19mm$（巨结肠？），到市医院复查后，B超检查结果为结肠全程增宽，最宽处为 $17mm$，回声增强。请问这个问题严重吗？可以治好吗？费用是多少？

答：这种情况一般不是巨结肠，要考虑肛门闭锁或相关异常，并需要进行染色体检查。

7. 问：ECT 检查结果是：胎儿左右肝管、肝总管、胆囊、胆总管均未见显影。有医生说这种情况预后很差，建议放弃。请问这种情况能做葛西手术吗？成功率有多高？

答：如果确诊是胆道闭锁，则预后极差。葛西手术不是很复杂，都能做，但最终需要考虑做肝移植。到目前为止，胆道闭锁尚无好的解决方法，所以有条件的话最好是再生一个。

8. 问：怀孕 35 + 周，发现胎儿消化道梗阻，内径为 34mm，羊水也多。请问这样的孩子是否是畸形？能通过手术彻底治好吗？有无后遗症？

答：首先可以确诊胎儿消化道有问题，其次可确定是肠管的发育有问题。胎儿肠管大于 22mm 就可考虑有肠闭锁的可能，但具体是空肠或是回肠或是结肠的某个部位就无法分辨了。接下来的问题是要确定是否要这个孩子，如果要，是有机会进行手术治疗的；不要，则要考虑引产，这需要你和你的家人共同决定。我国目前尚无胎儿的保护法，所以胎儿的去留问题由父母自己决定，而没有法律来保证。如果想要这个孩子，首先就是尽快做染色体检查，以明确孩子是否有染色体异常，如果染色体异常，则孩子不能要。其次需要进一步明确诊断的相关性和诊断的补充，如多普勒检查胎儿血流，MR 检查胎儿腹部相关器官的关系和肠闭锁的关联性，羊水过多可能还有其他畸形或异常。总之，通过排查后，当确定胎儿只有肠闭锁这个问题时，可考虑在孩子出生后进行手术治疗。生之前需要关注羊水太多这个问题，所以需要在预产期前住院保胎或在医院附近待产，必要时可选择放羊水，使胎儿尽可能在预产期分娩。

9. 问：**怀孕 26 周 B 超检查结果显示胎儿外胆总管下段闭锁，请问怎么治疗？**

答：产前 B 超检查不可能诊断为胆道闭锁，你最好将资料传给我看一下。

10. 问：**我现在怀孕 6 个月，前段时间照四维彩超发现胎儿十二指肠闭锁，请问该怎么治疗？手术风险大吗？费用大概是多少？有后遗症吗？**

答：你好，胎儿怀疑十二指肠闭锁需要明确见到超声下的双泡征，若想要孩子则需要尽快做染色体检查，排除染色体异常。若孩子染色体无异常则可考虑正常分娩，但需要做好生后的早期治疗，包括围产期的处理和手术，手术治愈率可达 99%，费用通常要 3 万元左右。

11. 问：**我现在怀孕 27 周 + 3 天，做三维彩超排畸时发现胎儿肠管回声增强，最宽处 8mm，肠管壁回声增强，医生建议复查。第二天我去了沈阳某三甲医院做彩超，医生说情况不太乐观，肠闭锁或肠狭窄待排，建议三周后复查。但我老公非要让我在 28 周内引产。请问这种情况需要引产吗？我应该**

怎么办？我都 32 岁了，头胎，不想失去这个孩子，可是老公的决定让我很纠结。

答：是的，要考虑胎儿肠闭锁，但这个病是可以生后手术治疗的，且一般都有 90% 的治愈率，所以通常会建议等孩子出生后通过手术解决。但也需要考虑父母个人的意愿，如果想要这个孩子，则需要再做一次染色体排查。

12. 问：怀孕 23 周，三维彩超显示胎儿十二指肠闭锁。请问胎儿还能留吗？生下来做手术的成功率高吗？

答：孩子肯定可以要，生后的手术治愈率可达 99%，但你必须要先排除染色体异常的情况，有 10%～30% 的患儿会有这方面的问题。

13. 问：怀孕 24 周，去省人民医院检查时，医生说胎儿可能胆总管囊性扩张，请问这个情况严重吗？胎儿有可能在妊娠过程中自愈吗？需要在妊娠的过程中注意什么呢？可以在妊娠过程中治疗吗？最坏的结果是什么呢？请医生给我一些治疗建议，谢谢！最后祝您工作顺利，家庭幸福！

答：建议胎儿出生后进行手术治疗。

问：能在妊娠过程中治疗吗？这种手术成熟吗？孩子是否能要？

答：不需要在妊娠过程中干预，孩子出生后手术即可。孩子肯定可以要，这方面的手术也很成熟，全部为微创手术。

14. 问：怀孕 33 周，孕期多次产前检查一直没发现胆囊，其他一切正常。请问胎儿一定会是先天胆囊缺如吗？

答：不只是胆囊缺如那么简单，最重要的是需要排除胆道闭锁，这要到较专业的咨询机构进行评估。若是胆道闭锁，最好是选择放弃这个孩子，若十分想要，则必须面对孩子出生后需要做肝移植的准备。

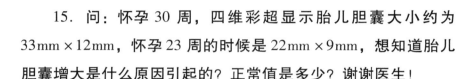

15．问：怀孕 30 周，四维彩超显示胎儿胆囊大小约为 33mm×12mm，怀孕 23 周的时候是 22mm×9mm，想知道胎儿胆囊增大是什么原因引起的？正常值是多少？谢谢医生！

答：造成胆囊增大的原因有很多，常见的是胆道闭锁、胆管发育不良等，也可能是一过性的生理现象，怀孕 30 周正常的胎儿胆囊大小约为 21mm×7mm。

16．问：怀孕 32 周，羊水指数为 224mm，胎儿腹腔内见两个囊性暗区，大小分别约为 34mm×19mm、25mm×15mm。前者为胎儿胃泡，两者相通。超声显示：羊水偏多、胎儿腹腔囊性块（十二指肠梗阻？）。请问该怎么办？

答：尽快做染色体检查，排除遗传学问题，选择在有新生儿外科手术条件的医院分娩，胎儿出生后立即手术，治愈率可达99%。

17．问：6 月 17 日彩超显示：胎儿肠道扩张，长约 64mm，最宽约 13mm；6 月 18 日四维彩超显示：胎儿左下腹可见肠管较宽处 13mm。请问胎儿是否是肠道畸形？能否继续妊娠？

答：肠管大于 7mm，就要考虑肠闭锁。胎儿出生后进行手术治疗，治愈率可达 90%，但要在产前排除染色体异常的情况。

18．问：胎儿十二指肠闭锁和左肾缺如。请问胎儿能要吗？我只知道胎儿左肾缺如能继续妊娠，但是现在胎儿有两个问题，还能继续吗？

答：这两个问题医学上都可以解决。但你若想要保留胎儿，首先需要做染色体检查，排除染色体异常后才可以考虑要。胎儿十二指肠梗阻出生后需要即刻手术，可完全治愈。

19．问：胎儿胃泡小，间隔 30 分钟复查三四次未见充盈，半个月后复查也未见充盈。请问这种情况会不会影响胎儿的胃？

答：需要考虑食道闭锁，要做一个 MRI 检查。

20．问：怀孕 36 周，B 超检查显示胎儿肝内见 0.3cm × 0.2cm 点状强回声，胆囊内见胆泥样及点状强回声，之前做的产检都正常，30 周时做的 B 超也正常。请问这是先天的疾病吗？对孩子有什么影响？

答：你好，一般肝内强回声对胎儿没有太大影响，也不表示一定有问题，可在胎儿出生后根据需要检查后再作判断。

21．问：怀孕 31 周 +6 天，三维彩超显示胎儿肠管回声稍增强，33 周 +6 天复查还是显示胎儿肠管回声稍增强，直径

14mm。**请问我还要去更上一级的医院复查吗？我的其他产检报告都正常，唐氏、血糖都在正常范围内，谢谢！**

答：需要做胎儿染色体检查，若排除异常，则需要确定肠管增强和扩张是否为肠闭锁等，需要动态复查判断，或来我院胎儿医学科门诊就诊。

22. 问：**怀孕 27 周 + 4 天，B 超显示：胎儿胃泡大，为 44mm × 15mm；过了两周复查，胃泡还是大，为 48.7mm × 19.7mm，但是羊水指数是 120mm。这是不是说明胎儿没有先天疾病？胎儿胃泡大是怎么回事？出生后会不会有什么影响，这个是遗传吗？29 周做 B 超检查时显示胎盘 2 级，这个要紧吗？**

答：胃泡大，需要注意胎儿上消化道的梗阻，但目前羊水不多，可动态观察，以进一步了解变化，需要做遗传学检查排除相关异常。胎盘 2 级表示胎盘钙化、供血不足，容易引起早产，要注意营养，可到产科咨询。

23. 问：**胎儿十二指肠梗阻可能，其他都正常。请问十二指肠梗阻属于染色体异常的概率有多大？治愈率多高？手术费用大概多少？**

答：染色体异常的概率为 15% ~ 30%，需要排除。胎儿出生后手术，治愈率可达 99%，费用约 2 万元。

24. 问：**怀孕 36 周多，彩超发现胎儿肠部有一些积液，原因不明，其他都还健康，希望医生能帮忙分析下原因，提供**

一些建议！

答：要考虑胎儿肠梗阻，需要到专业的胎儿评估中心做评估。

25．问：怀孕 8 个月，做四维彩超时发现胎儿肝下有囊肿。看了两家医院，有的医生说可以考虑做引产。请问囊肿对胎儿有什么影响吗？特别是对以后的生活。

答：考虑胎儿胆总管囊肿可能，可以出生后手术治疗，效果一般还可以。

26．问：胎儿左下腹腔扫及 18mm×19mm 的光团伴声影，边缘欠光整。超声显示：胎儿左下腹腔钙化灶（胎粪性腹膜炎待排）。请问这种情况严重吗？胎儿出生后是不是需要观察和手术？术后情况怎么样？我很着急，现在怀孕 7 个半月，希望得到您的帮助。

答：你好，约有70%的胎粪性腹膜炎出生后可自然恢复，30%出生后需要手术，结局取决于胎粪性腹膜炎的发病时间和病变程度，有条件需要到三级医院分娩并做好新生儿手术的准备。至于手术的效果取决于医生对该疾病的认识和理解，在我们医院该手术的治愈率在95%以上。

27．问：您好，怀孕 14 周，B 超检查显示：胎儿腹部肠管回声偏强。请问这个问题严重吗？网上查了下好像情况不是很好，很担心。因为本人患有多囊卵巢，这个宝宝是通过促排卵怀上的，所以很想保住，烦请您告知一下这个影响大吗？万

分感谢！

答：一次检查不能说明任何问题，单纯肠管回声增强没有问题，可复查后再说。

28. 问：怀孕 28 周，会诊 B 超显示：宫内孕单活胎，胎儿双泡征，羊水过多。胎心：148 次/分，羊水指数为 29cm，胎儿胃泡为 3.0cm × 1.6cm × 1.7cm，于其右侧见 4.1cm × 1.1cm × 1.5cm 暗区，大小形态可变，可见蠕动，与胃泡相通。会诊后，考虑胎儿十二指肠不全梗阻，以十二指肠瓣膜、肠回转不全，环状胰腺可能性较大。请问这种情况胎儿能否保留？如果出生后进行手术治疗，治愈率高吗？

答：胎儿肯定可以保留，出生后需要手术，一般手术治愈率可达 99%，目前最主要的是排除染色体异常的情况。

29. 问：怀孕 22 周 + 3 天，做大排畸时发现宝宝胃泡 30mm，偏大。医生说可能是消化道畸形。第一天做了 3 次 B 超，每隔半小时做 1 次；隔了一天又做了 2 次 B 超，结果没变化。胎儿是否能保留，想听听您的意见？

答：胃泡大要考虑胃以下部位的梗阻，同时需要注意羊水，可到门诊找我，因为网上无法确诊。

30. 问：胎粪性腹膜炎。胎儿 32 周，腹腔内占位，大小为 5cm，肠管扩张为 19mm，胎儿其余结构未见明显异常声像。因为胎儿在腹中，暂时只能观察。胎儿 4 个月时做彩超没有发现异常，7 个月时三维彩超发现腹部有包块占位，大小也是

5cm。请问胎儿出生后需要立即手术吗？这种消化道问题对小孩以后发育有没有影响？有没有后遗症？

答：70% 的胎粪性腹膜炎是不需要手术的，可以自然缓解；30% 出生后会有症状，需要治疗，所以需要到专科医院进行围产期管理和治疗。肠管扩张需要明确是小肠扩张还是结肠扩张，小肠扩张大于 7mm，结肠扩张大于 22mm，就要考虑肠梗阻的可能，胎儿出生后需要手术治疗。建议到上级医院再次复查，有条件的话做 MRI 检查，明确肠管扩张的部位。

31. 问：您好，我怀孕 29 周了，昨天在医院做了四维彩超，医生告诉我说宝宝左下腹肠道有异常回声，考虑是胎粪或者是肠道畸形，请问这种情况严重吗？怎么确诊是胎粪还是肠道畸形？

答：你的检查结果不够详细，可到上级医院做进一步的超声检查和 MRI 检查。

32. 问：怀孕 28 周，做四维彩超时发现胎儿肠管明显扩张，最宽处 18mm。胃泡也大，并见蠕动，有消化道畸形的高度可能性。之前做了二维彩超，显示有 30mm × 25mm 的暗区，其他一切正常，所以产科医生才建议我做四维彩超。请问肠管扩张是什么原因引起的？我咨询了产科医生，医生让我继续观察 1 个月之后再做 B 超，儿外科医生说肠管扩张 18mm 不是很宽，不像是畸形，像是囊肿，说小孩出生后可以手术治疗。我担心孩子，都想到引产了，请问我这种情况应该继续观察吗？如果需要手术治疗，费用大概是多少？

答：肠管扩张需要明确是小肠扩张还是结肠扩张，若是结肠，胎儿目前的情况就不一定有问题；若是小肠，则表明肯定有肠梗阻，需要出生后手术治疗，一般手术治疗费用为 2 万元左右。

33．问：孕妇 31 周岁，怀孕 32 周时 B 超发现胎儿肠管部分回声偏强，医生建议一个月后复查，36 周复查时还是显示胎儿肠管部分回声偏强。医生说可能是肠道闭锁，建议到上一级医院检查，如果确诊是肠道闭锁就需要引产。我很难过，希望医生给个诊断，这个问题真的很严重吗？

答：强回声不一定就有问题，需要评估后确定。肠管回声增强不是肠闭锁诊断的依据。

34．问：胎儿五个月大时检查出肝脏内有数个强回声斑点。孕妇怀孕期间没有任何的感冒和不适，也能吃能睡，是在做三维彩超时检查出来宝宝肝区和脐部有强化斑点，检查结果怀疑是肝内钙化灶。请问这种情况胎儿能不能保留？后期需要什么样的治疗？

答：胎儿肯定可以留，这种情况一般都没有什么大问题。

35．问：胎儿胆囊偏大，怀孕 25 周时 B 超发现胎儿右上腹有 2.6cm×0.7cm 的无回声暗区，似胆囊回声，动态观察无明显变化。28 周检查时发现暗区大小为 3.0cm×0.8cm，其他一切正常。请问这是什么情况？特担心！

答：肝区囊性暗区首先需要考虑的是胆总管囊肿的可能，

通常胎儿出生后可以手术治愈。此外还需要考虑排除胆道闭锁的情况，虽然发生的概率很小，但需要提前告之，这种病通常预后不好，所以只要发现都需要引产，但问题是目前的产前检查无法确诊胆道闭锁。你目前的情况需要动态观察，通常情况下没有问题。

36. 问：怀孕 23＋周，B 超检查发现胆囊大小为 26mm×7mm，提示为胆囊偏大，其他正常，医生建议定期复查。怀孕 24＋周到其他医院做 B 超检查，胆囊大小为 25mm×8mm，其他正常。请问这种情况严重吗？会导致胎儿畸形或先天性胆道闭锁吗？请您根据多年经验给予中肯建议，本人担心得吃睡不好，求帮助！

答：胆囊稍大只是一个症状，并不代表一定有病，目前只需要观察。

37. 问：怀孕 31 周，B 超检查出胎儿下腹部膀胱上方囊性暗区，考虑为腹腔囊肿（肠系膜囊肿），大小约 23mm×22mm。想问这个情况严重吗？能不能等胎儿出生后再做手术？

答：首先需要考虑卵巢囊肿，其次考虑肠囊肿，目前胎儿没有风险，生后尽早手术。

38. 问：怀孕 36 周，胎儿肝部查出 6.6cm×3.9cm×4.1cm 的包块，包块内有急速血流，可能包块内有动静脉相通，怀疑血管瘤或者其他。这种情况是不是要做引产？我很痛苦，家人也都很痛苦，我想知道孩子出生后包块会不会自动消失？该怎么办？

答：这种情况最常见的是良性血管瘤，也叫血管内皮瘤，没有宫内风险，胎儿出生后需要进行评估，必要时手术切除。

39．问：怀孕 22 周 + 3 天，做了四维彩超检查，结果显示胎儿局部肠管回声增强，请问这是什么情况？

答：肠管回声增强是个软指标，不一定有问题，有条件可以做染色体检查排除异常。

40．问：怀孕 24 周，今天空腹去做三维彩超，羊水指数 8.9cm，胃泡 1.5cm×0.7cm，胎位 LOA，胎心 144 次/分，做 B 超的医生说没见过胃泡这么小的，产科医生看了 B 超结果后说没什么大问题。请问我的问题严重吗？我该怎么办？是否跟我太紧张、没吃饭有关？

答：如果连续几次 B 超结果都为胃泡小，要考虑是食道闭锁，有条件做个 MRI 检查可确诊。

问：医生，如果是这样，胎儿可以出生后治疗吗？

答：胎儿可以出生后治疗，在我院的治愈率可达 90%，但治疗费用为 3 万元～5 万元。

问：谢谢医生，希望孩子加油，我想保住孩子。

答：请尽快来我院胎儿医学科就诊并评估，我需要详细了解你的情况。

41．问：B 超检查出宝宝十二指肠梗阻，医生建议引产，说胎儿存活概率不高！请医生给我一些治疗上的建议，目前是

否需要手术？

答：十二指肠梗阻有 99% 的救治率，可以争取在胎儿出生后手术治疗，但要首先排除染色体异常的情况。

42. 问：怀孕 8 个半月，6 天前保胎治疗过，输液时用过少量青霉素，现在检查出胎儿胃泡较大，46mm × 15mm × 12mm，请问该怎么治疗？

答：要注意是否为幽门梗阻，动态检查看结果，孩子肯定可以要。

43. 问：胎儿肠管扩张，最宽处约 1.35cm，管壁回声增强，请医生给我一些治疗上的建议。

答：肠管扩张超过 7mm 就要考虑有病理性疾病，主要为肠闭锁，胎儿出生后需要尽早干预。

问：俞医生，这种病以后对孩子有没有影响？

答：主要看闭锁部位及病理严重程度，治疗好了就没有太大影响。

44. 问：胎儿小肠狭窄和闭锁可能。怀孕 25 周，三维彩超显示胎儿腹部横切面明显肠管扩张，扩张主要位于上腹部偏左，扩张肠管内径最宽约 1.1cm，实时超声下肠蠕动明显增强，可清晰显示逆蠕动。周边肠管无明显扩张，胃与十二指肠全程明显扩张，追踪可显示其与扩张空肠的相通连续关系。请问是否能判断是哪段肠段狭窄或闭锁的可能？手术费用大概多少？

答：考虑为空肠闭锁可能，需要排除染色体异常的情况，抓紧做脐带血检查。手术费用约 3 万元。

45．问：怀孕 25 周，B 超检查发现胎儿单一脐动脉、十二指肠梗阻，请问这该怎么办？如果检查出染色体有问题，孩子就一定不能要吗？如果生下来会怎么样？请医生给我一些治疗上的建议，目前这种病情是否需要手术？是否需要就诊？就诊前做哪些准备？

答：有 15% ～ 30% 的染色体异常风险，排除异常后可等胎儿出生后再做治疗。

问：如果染色体真的有问题是不是孩子就不能要了？

答：是的，染色体有问题一般建议引产。

问：你好，俞医生，我之前咨询过你，胎儿十二指肠梗阻和单一脐动脉，我没做羊水穿刺，做的无创 DNA 查染色体，结果显示低风险，这证明孩子可以生下来吗？十二指肠梗阻做手术就可以吗？

答：是的。

46．问：我因地贫 9 月做第三代试管，怀双胎，12 周 6 天做 NT，一胎 NT 2.9，其他正常；一胎 NT 0.7，肝脏部探及 0.5cm×0.4cm 的囊性包块，其他正常。请问胎儿可以要吗？会对另一个有影响吗？囊性包块是什么？

答：这种情况可以动态观察，不需要处理，除非包块在短时间内迅速长大。

问：谢谢俞医生。我想知道这个情况会不会是因为遗传到地贫，虽然是筛过的。我是不是在 16 周做个羊水穿刺比较好？

答：与地贫无关，单纯囊性包块也不建议做羊水穿刺。

47. 问：你好。我于 38 周做 B 超，查出胎儿局部肠管扩张 20mm，羊水正常。之前 33 周时做三维 B 超都没有发现这个问题。胎儿时期肠管扩张多少是在正常范围之内？扩张 20mm 严重吗？会是胎粪堆积还是其他什么问题？宝宝出生以后需要观察什么？做哪些检查？我很担心，查资料说，可能是消化系统畸形。期待您的答复，谢谢您！

答：首先要明确是小肠扩张还是结肠扩张，小肠扩张大于 7mm，结肠扩张大于 22mm，就要考虑消化系统有病理性疾病，有条件可做 MRI 检查确诊，胎儿出生后需要手术。因为你之前的报告没提示肠管扩张，目前只能等胎儿出生后再诊断。你先做好准备，必要时需要有外科方面的跟进。

问：主任，你好，宝宝除了肠管扩张问题，还有双肾积水的问题。25 周羊水过多，为 221mm，肾盂分离 18.6/6.2mm，但是没有肠管扩张问题。28 周羊水为 180mm，也没有肠管扩张问题。33 周羊水为 110mm，肠管正常。38 周羊水正常，为 102mm，两侧肾盂分离 14/10mm，肾实质厚约 9.5/11mm，局部肠管扩张 20mm。这种情况是不是要考虑染色体的问题？如何检查染色体？唐氏筛查是低风险的。

答：需要做染色体检查，肾盂分离 18.6mm 属于积水范围，胎儿出生后需复查。

48. 问：怀孕 22 周 +2 天，三维 B 超查显示腹壁连续线未见明显中断，肝、胆、胃、双肾、膀胱可见，腹腔见双泡样改变，远段肠管未见明显内容物。羊水最深度 49mm。麻烦医生帮忙看下，孩子能不能要？小孩出生后手术风险有多大？治疗费用要多少？谢谢！

答：要先排除染色体异常的情况，胎儿出生后可手术治疗，治愈率几乎达 99%。

49. **问：胎儿十二指肠闭锁，羊水过多，没做染色体检查。请问手术治疗需要多少钱？**

答：一定要做染色体检查，排除异常，再考虑手术问题。

问：做染色体是为了看胎儿还有没有其他病吗？可我宝宝现在已经有 34 周了。

答：凡是消化道疾病，都有 15%～30% 的可能为染色体异常造成，只要孩子还未出生，做染色体检查就是有意义的，手术费用约 2 万元。

50. **问：胎儿十二指肠闭锁，现在已经 22 周了。非常想要这个孩子，想问这种情况孩子还可以要吗？能等孩子生下来以后再做治疗吗？请医生给我一些治疗上的建议。**

答：孩子肯定可以要，先要排除染色体异常的情况，排除后就可以等孩子出生后再马上做微创治疗，可 99% 治愈。

51. **问：怀孕 28 周，胎儿肠管扩张 27mm，请问这是什么原因？**

答：考虑肠闭锁，需要做遗传学检查，孩子出生后要立即手术。

52．问：怀孕 36 周 + 4 天，彩超显示胎儿肠管扩张 1.6cm，请问这种情况严重吗？应该怎么办？如果有问题，现在能治疗吗？

答：考虑肠闭锁，需要做遗传学检查。

问：可是我现在马上就怀孕 37 周了，孩子快足月了，如果有问题该怎么办？

答：也要做遗传学检查，之后再考虑孩子出生后的手术问题。

53．问：怀孕 20 周，胎儿肠管扩张 0.8cm，右肾有些积水。

答：要区分是小肠扩张还是结肠扩张，但扩张 0.8cm 不能认为有问题，需要定期复查。

问：再次做了四维彩超，医生说疑似双重肾，请问医生这个情况宝宝还能要吗？对宝宝的其他发育有没有什么影响？

答：宝宝可以要，对发育没有影响，但要先排除染色体异常的情况。

54．问：做了四维彩超和三级超声检查都显示胎儿肠管有点问题，疑似肠梗阻，请问这种情况怎么样才能确诊？孩子可以生下来吗？孩子出生后能不能治好？

答：信息太少，要进行专业评估。

问：怎么样才算专业评估呢？做 MRI 检查能确诊吗？

答：有条件可以做 MRI 检查，以提供多一些信息。专业评估就是找胎儿医学肠闭锁方面的专家进行系统的、专业的研究和分析。

55. 问：做四维彩超检查时发现胎儿有囊肿，医生考虑为胆总管囊肿，或肝总管囊肿。请您给我一些治疗上的建议，这种病情目前是否需要手术？

答：胎儿出生后根据检查结果确诊，一般需要尽早手术。

56. 问：胎儿现在 27 周了，做了几次检查，胃泡都不显示，其他都很正常。这种情况是不是食道闭锁？医生建议继续妊娠，如果孩子生下来，能通过手术治愈吗？

答：需要考虑食道闭锁，胎儿出生后可以手术，治愈率90% 以上，可来我院进行微创手术。

57. 问：怀孕 31 周，彩超检查时发现胎儿肠管有一段 67mm 的回声增强，较宽处 9mm。给我做彩超的医生挺好心的，说在临界值，而且当时胎儿体位也不怎么好检查，让我不要太担心。但当地的妇产科医生说得很严重，让我去上级医院复查彩超。我感觉宝宝很活泼，身体没什么异常。之前的四维彩超和无创 DNA 检查都很正常，应该不是什么染色体异常吧？即使真的是肠梗阻，宝宝也是可以生下来的，对吗？肠梗阻严重吗？目前是否需要手术？

答：需要考虑胎儿肠梗阻，有可能的话做动态检查，根据情况再定。

问：需要多久复查一次彩超？有没有可能是胎粪引起的异常？

答：都有可能，选择有处理条件的医院分娩。

58. 问：胎儿肠管回声增强，回声接近骨骼回声（2级），请医生给我一些治疗上的建议。

答：没有太大问题。

问：请问需要过来找您看吗？谢谢。

答：是的，有条件尽量过来做专业评估。

59. 问：胎儿肠管内径较宽，约 9 mm，呈 C 形弯曲，内见液性暗区，胎盘成球拍状。请问这种情况会影响孩子以后的健康吗？孩子会畸形吗？

答：肠管扩张大于 7 mm，提示可能存在消化道病理性疾病，需要到上一级医院确诊。

60. 问：怀孕 35 周，胎儿肠管扩张，胎儿腹腔肠腔右侧积液，较宽处 1.25 cm，请医生给我一些治疗上的建议。

答：如果只是单纯的积液，且量不多，没有问题，放心生，但孩子出生后需要专业关注和管理。

61. 问：胎儿高位肠梗阻，空肠梗阻，十二指肠梗阻，单脐动脉，腹部囊性回声。脐带穿刺已做，需要 10 月 19 号以后才能拿到结果。因孕妇已经 31 周了，周数较大，而我们又在北京，希望早做安排。想提前了解以下问题：手术成功率多少？对胎儿以后会不会有影响？手术费用大概多少？

答：手术成功率达 99%，但一定要先排除染色体异常的情况。可以和北医儿研所的马继东或马丽霜主任联系。

问：手术费用大概多少？给个参考值，我好心里有底。

答：各地的费用存在差异，我院约 2 万元。

62．问：怀孕 32 周查出宝宝肠管扩宽，长约 10mm，宽约 30mm，然后左肾积水 1.2mm，还有 0.7mm 的盆腔积液，已经做了羊水穿刺，染色体没有问题。可宝宝肠管扩张这么严重，是不是出生后就马上需要手术？这个孩子还能要吗？还需要做其他检查和治疗吗？

答：孩子肯定可以要，这种情况考虑为肠梗阻，多为肠闭锁合并腹腔积液，孩子出生后可做急诊手术。

63．问：昨天刚做的彩超，发现胎儿左侧膈肌下方、胃泡后下方、肾脏上方有大小约 29mm × 159mm × 32mm 的高回声团块，其内回声稍显不均，可见少量血流信号。请问高回声团块是什么？宝宝还可以保留吗？

答：这种情况需要专业分析，建议做 MRI 检查。

问：俞教授，您好！特别感谢您的回复，我们当时所在的医院只能做胎儿头部的 MRI 检查，腹部的做不了。根据您的经验，孩子的情况可能是肿瘤吗？能生下来再医治吗？

答：孩子肯定可以生，可以治疗，但要具体情况具体分析。因孩子的肿瘤较大，最好能到专业机构进行评估。

问：教授，能确定就是肿瘤吗？

答：基本考虑是肿瘤，需要与腹部常见的肿瘤进行鉴别。

64．问：怀孕 24 周，四维彩超检查结果显示：胎儿局部肠管回声偏强，强度弱于骨骼回声；28 周时三维彩超检查结果显示胎儿下腹部肠管回声增强，范围 3.8cm×2.8cm，回声强度略低于骨骼回声。请医生给我一些治疗上的建议。

答：定期复查，一般问题不大。

问：俞医生，如果复查时一直都有这种情况，会有问题吗？万一范围有扩大现象，会有什么后果？这边的医生也没说这种情况会产生什么后果，都是我自己在网上查的，但是她建议去三甲医院做染色体检查。俞医生，根据您的经验，要达到什么样的情况才必须去做进一步检查呢？

答：目前胎儿的情况只是超声的一个软指标，可先排除染色体异常的情况。

65. 问：怀孕 28 周，检查出胎儿十二指肠闭锁或重度狭窄可能，我昨天到我们这的市妇幼复查了，检查结果也是考虑为胎儿十二指肠闭锁或重度狭窄可能，羊水指数 280mm。我想问一下这个检查的准确性有多高？有没有可能不是？我该不该生下这个胎儿呢？如果生出来的话，手术治愈率为多少？

答：检查的准确率可达 98%，手术治愈率可达 99%，但一定要做染色体检查。

问：谢谢您，我知道了。医生，我想再问一下这种情况胎儿能自愈吗？这样的问题，在肚子里他会不会有变化？会不会自己就好了呢？

答：不能自愈，但也不会危及胎儿生命。

问：医生，您好！之前我咨询过您的，我宝贝出生后确诊为十二指肠狭窄，现在已经做了手术，请问会有后遗症吗？

答：十二指肠手术效果很好，一般不会有后遗症。

66．问：胎儿肝脏有两个簇状强回声斑，大小为 9mm ×8mm、9mm×9mm，由多个小强回声光点组成，未见明显声影，请问这是什么问题？对胎儿影响大吗？

答：考虑胎粪性腹膜炎，对胎儿影响不大，出生后复查。

问：可我把检查结果给我们这儿的医生看，都说没见过这种情况，这让我挺担心的，怕孩子生出来有什么毛病，请问这到底是什么情况？

答：最大可能是钙化灶。

67．问：我今年 38 岁，怀孕 30 周，查出羊水多，胎儿未见胃泡，考虑为食道狭窄或闭锁。我 24 周时做了四维彩超，显示胎儿单脐动脉，其他正常。28 周 B 超检查未见胎儿胃泡，怀疑为食道闭锁或狭窄。现在 30 周了，检查结果和上次一样。我想问这孩子能要吗？能治愈吗？如果治愈了会不会有后遗症？手术费用是多少？

答：要考虑为食道闭锁，生后可以治愈。

问：还会不会有其他的病呢？

答：当然会有这个可能性，所以现在要抓紧时间进行全面检查，需要明确诊断并做出决定。

68．问：怀孕 30 周检查出胎儿十二指肠闭锁或狭窄。现在宝宝 30 周＋4 天，在苏州某医院做检查，结果显示胎儿上腹部可见十二指肠至空肠上段扩张，内充满液体内容物，内径 8～13mm，检查过程中可见内径及范围略有改变，远端似呈盲端样。现在准备做脐带穿刺，但医生说宝宝太大，遮住脐带，不好做。我想问一下，这要做染色体检查吗？如果宝宝生下来，需要动手术的话，成功率高吗？对以后是否有影响？

答：需要尽早排除染色体异常的可能性，孩子出生后就要做手术，手术的成功率很高。

问：俞主任，谢谢您的回复。由于羊水早破，我在 33 周 + 3 天（2 月 17 日）的时候早产了，孩子体重 1 750 克，出生时伴有肺炎。孩子出生后第二天在苏州某医院做了肠闭锁手术，现在是术后第 13 天（3 月 3 日），孩子还没有拉大便，胃管未拔，禁食中，待在保温箱。请问术后这么长时间没有排便是不是意味着手术效果不佳？一般这种情况，术后多少天会拉大便？

答：主要是肠管水肿，一般术后 3 天就会拉大便了。

69．问：怀孕 34 周的时候做常规检查，怀疑胎儿十二指肠闭锁，后又到儿童医院复查，结果一样。38 周 + 5 天胎检时发现羊水增多，还是怀疑胎儿十二指肠闭锁。请问我们该怎么办？是剖腹产后治疗还是怎么办？

答：是否做了染色体检查？孩子出生后需要手术，但染色体检查在此时是最重要的。

70．问：怀孕 31 周 + 6 天，做 B 超时发现胎儿肝右叶可见 2.2cm×1.4cm 的无回声，边界清，诊断结果为考虑胎儿肝囊肿，一个月前做 B 超时没有发现这个问题。请医生给我一些治疗上的建议。

答：到有产前诊断资质的医院再次确诊，一般情况下肝囊肿没有太大问题。

问：好，那我再去妇幼保健院做一次 B 超，就算检查结果一样也不会给孩子带来太大的影响是吗？等孩子出生后需不需要给他治疗？

答：没有太大的影响，部分患儿需要治疗。

71. 问：怀孕 22 周大畸形排查时发现胎儿肠腔扩张 1.3cm，现在 33 周了，肠腔扩张 3.1cm，这种情况胎儿出生会怎样？武汉某医院的医生告诉我们这个孩子出生后是要做手术的，所以我父母都不敢要这个孩子了。我想知道这个问题到底有多严重？孩子出生之后必须手术吗？现在都怀孕 8 个月了，我也担心引产会对孕妈造成影响，如果需要引产，对孕妈会有影响吗？盼回复！

答：若是小肠闭锁，孩子出生后需要手术，我们这的治愈率达 90%。

72. 问：怀孕 35 周突然查出胎儿肝右叶有中等回声团，大小约为 2.2cm×2.8cm×1.3cm，周边及内部有血流信号，超声提示为胎儿肝右叶不均质肿物。请问这个肿物严重吗？是恶性的还是良性的？

答：肿物的良恶性需要做深度评估。你目前已经怀孕 36 周了，可以等孩子生出来后再治疗。肿瘤不大，但还是要做好生后手术的准备。

问：谢谢您，请问孩子出生后立刻需要手术吗？出生后需要给孩子做什么检查呢？

答：孩子出生后做 CT 检查，确诊后就要手术治疗了。

73. 问：胎儿肠绊间钙化灶，胎粪性腹膜炎，肠管强回声，请医生给我一些治疗上的建议，能否继续妊娠？

答：当然可以继续妊娠，但首先要排除染色体异常情况。胎儿出生后需要有新生儿外科医生的专业处理。

74. 问：做畸形筛查检查时，医生说胎儿肠管回声增强 II 度，有问题，建议做羊水穿刺。请问有这个必要吗？如果没有必要，要注意哪些东西？

答：传统标准是要做羊水穿刺的。

问：俞教授，您好，我想问下如果不做羊水穿刺，宝宝生下来最坏的结果是什么？

答：有 15% ~30% 的概率是和染色体异常有关。

75. 问：怀孕 26 周时做四维彩超检查，发现胎儿肠管扩张 0.8cm，28 周检查时肠管扩张为 1.3cm，最近一次又扩张为 1.8cm。25 周之前做基因检测和 B 超检查时都没有发现问题，而且羊水正常，可见胎儿体内肠蠕动。请问主任，胎儿肛门闭锁的可能性大吗？手术治疗风险大不大？对宝宝以后的生长发育有没有影响？谢谢！

答：建议做染色体检查、MRI 检查，以明确诊断。

问：俞主任，我们这个宝宝是二胎，一胎很正常。

答：一胎与现在胎儿的病情没有关系。

问：染色体检查是做羊水穿刺吗？

答：是的。

76. 问：怀孕36周发现胎儿胃泡位于右上腹，肝脏位于左上腹，脐静脉位于胆囊的左侧，心轴右偏心尖朝右，左侧脑室10mm，右侧脑室14mm。请问这个胎儿能要吗？这种情况好治疗不？

答：孩子肯定可以要，只是内脏反位，但要明确诊断。

问：报告说血管正常，但脑室增宽，有没有积水可能？

答：增宽要达15mm才有危险，孩子出生后定期随访即可。

77. 问：我查了两次B超，都发现胎儿肠管回声稍增强，强于肝脏回声。这种情况严重吗？需要引产吗？

答：先做染色体检查。

78. 问：肠管回声强2级，唐氏神经管高风险2.7，请问这是怎么回事？

答：先排除染色体异常情况。

问：是做羊水穿刺吗？

答：是的。

问：染色体如果没问题呢？要怎么办？

答：没有问题就可以放心。

79. 问：宝宝肠系膜囊肿在妈妈肚子里可以检查出来吗？怀孕5个月做检查时发现宝宝有个1cm大的囊性肿块，医生说不要紧。现在宝宝出生3个多月了，囊肿快5cm了，去外地医院检查说考虑为肠系膜囊肿。请问手术什么时候做比较好？

答：在胎儿期做超声就可发现肠系膜囊肿了，现在应尽早手术。

问：俞医生，您好，请问孩子三个月大可以做微创手术吗？现在也没有确诊，医生只做了B超，说先考虑肠系膜囊肿，这个有什么办法可以确诊吗？有没有其他检查方法？

答：做CT检查，确诊后可做微创手术。

80．问：怀孕33周，有见红等早产迹象，做三维彩超时发现胎儿肠梗阻、肠闭锁，现在在保健院住院保胎。之前怀孕两次，都是因为胎儿肠梗阻，在32周左右早产，小孩出生后不久就死亡了。是什么原因造成这种现象？小孩生下来之后马上做手术，成功率为多少？去广东省妇幼保健院做手术的费用大概是多少？

答：首先排除染色体异常，大部分肠闭锁胎儿出生后均可成活，具体要视病理情况而定。还有就是要确诊是十二指肠闭锁还是小肠闭锁，因为小肠闭锁产前诊断有一定的困难。我院新生儿外科肠闭锁手术的成功率在90%以上，费用大约为3万。

问：谢谢医生，我想再问一下，3万元是包括生小孩和做手术的费用吗？早产儿做手术的危险系数会不会比足月儿要大？

答：3万元只是做手术的费用，早产儿做手术的风险肯定比足月儿的大。

81. 问：胎儿十二指肠梗阻，请问孩子出生后多久适合做手术？能治愈吗？

答：要先排除染色体异常情况。

问：**如果染色体异常呢？前期的唐筛、四维彩超都正常，就是后期羊水过多，怀疑胎儿十二指肠梗阻，请问小孩出生后多久适合做手术？**

答：十二指肠梗阻产前有典型的双泡征，孩子出生后一周内做微创手术。

82. 问：**怀孕 24 周，四维彩超发现胎儿胆囊大小为 2.4cm×0.5cm，28 周复查为 2.7cm×0.6cm，32 周为 3.2cm×0.9cm，胆囊一直在增大。唐筛和四维彩超的检查结果都没什么问题。如果只是单纯的胆囊偏大，影响大吗？当地产科医生也不是太懂，有没有这种情况的胎儿出生后没问题的？**

答：需要进一步检查才能评估，建议做个 MRI 检查。

问：**MRI 检查不是查大脑的吗？**

答：MRI 检查哪个部位都能检查。

83. 问：**怀孕 26 周后羊水开始增多，最多 30cm，已做过基因芯片检测。怀孕 31 周检查结果正常。怀孕 35 周彩超检查发现肠管扩张 12mm，请问这种情况胎儿会畸形吗？**

答：胎儿可能是肠闭锁，需要进一步确诊。

问：**现在您已经可以确定是肠闭锁了，是吗？医生，这个病能治吗？孩子的预后怎么样？**

答：不是，是高度怀疑，需要进行专业评估和诊断，孩子出生后尽早检查。

84. 问：怀孕 24 周做四维排畸彩超时发现我的宝宝疑似十二指肠闭锁，去北京某医院复查时怀疑为胎儿十二指肠梗阻，请问这样的胎儿能不能存活？会不会影响其他器官的发育？

答：要先排除染色体异常情况。

问：唐氏筛查结果是低风险，如果染色体没问题，胎儿十二指肠梗阻通过手术可以痊愈吗？

答：不是查唐氏，染色体要查羊水或脐血，如果染色体没问题，胎儿十二指肠梗阻 99% 可治愈。

问：手术费用是多少？一般家庭承受得起吗？

答：我院这种手术的费用一般在 2 万元左右。

85. 问：四维彩超检查发现胎儿的肠子和胃在胸腔，这种情况胎儿可以存活吗？胎儿其他都正常，生下来的话怎么办？存活率高吗？

答：这种情况属胎儿膈疝。胎儿膈疝是一个系统工程，首先要确诊，其次要根据肺发育程度分轻度、中度和重度，若是重度建议放弃或行胎儿治疗，轻中度可以得到较高程度的治愈。继续妊娠需要进行遗传学评估和孕期管理，并做好分娩过程的准备和生产的治疗，胎儿出生后需要手术治疗及呼吸机管理。

86. 问：怀孕 32 周 +3 天，胎儿十二指肠梗阻。请问我还要做哪些检查来确定宝宝有没有染色体异常或是其他并发症？如果没有其他异常情况，宝宝是不是一出生就得手术？手术效果如何？对未来成长有多少影响？

答：首先要通过羊水穿刺或脐血检查排除染色体异常情况，如果检查结果没问题，则待产。孩子出生后一周手术，效果一般都不错，有 99% 的治愈率，对孩子未来成长基本没有太大影响。

问：谢谢俞主任，我是江苏人，江苏这边您推荐哪家医院哪个医生呢？

答：上海新华或复旦儿外的医生。

87. **问：怀孕 22 周做三维彩超发现胎儿肠管回声增强。现在 27 周，NT 和唐氏综合征筛查的结果是正常的。孩子会不会有很大问题？预后怎么样？**

答：肠管回声增强是个软指标，不代表一定有问题，有条件可做无创筛查。正常产检、定期复查即可。

88. **问：怀孕 24 周，四维彩超发现胎儿双泡征，胃泡约为 36mm×14.7mm，下方可探及大小约 10mm×8.7mm 的无回声区。家族无传染病史，之前孕有健康男婴一名。从现在起到出生，孩子会发生其他并发症吗？**

答：先检查染色体。

问：现在有什么办法可以查出梗阻部位及程度？核磁共振可以吗？

答：可以。

89. 问：我一直都按医生的要求到医院做产检，之前的产检均正常，包括 6 月份做的三维彩超、无创 DNA 也是没问题的，直到 8 月 1 日才检查出胎儿十二指肠梗阻。医生建议去省妇幼做下染色体检查，问题是省妇幼人太多了，过去要排队、检查，等检查结果出来有可能要一个月时间。而且我羊水偏多，这样折腾也很不好受。请问不去检查染色体风险大吗？有没有一个大概的概率呢？还是说无论如何都要去检查呢？孩子生出来之后再检查染色体会比现在麻烦吗？您有什么建议吗？谢谢！

答：有 15%～30% 的染色体风险，尽量在孩子出生前检查。

问：无创 DNA 检查结果没问题，染色体风险是否依然为 15%～30%？产后再检查染色体来得及吗？来得及的话检查需要多长时间？

答：通过脐血查染色体的准确率是最高的，其次是羊水，最后才是无创 DNA，所以无创 DNA 结果没问题，仍有 1% 的风险。当然也不是所有的遗传或基因疾病都能通过染色体检查出来。通常染色体检查需要两个星期的时间才能出结果。只要孩子未出生，染色体检查就有意义。

90. 问：2016 年 6 月 23 日，做四维彩超大排畸，发现胎儿双肾肾盂分离 5.3mm、4.6mm，胃泡充盈欠佳。2016 年 8 月 3 日复查，双肾肾盂分离 6.6mm、6.9mm，胃泡充盈欠佳。请问做什么检查能够确诊胃泡及肾有无畸形？希望能确诊胎儿消化系统有无畸形。

答：胃泡问题需要重点追踪复查，胎儿肾盂分离出生后随访即可。

问：**请问俞主任，有什么检查能确诊消化系统有无畸形？**

答：羊水监测、MRI 检查、胃动态监测。

91．问：**胎儿肠重复囊肿，请问这个情况严重吗？是什么原因造成的？胎儿能要吗？如果胎儿出生之后再做手术，对胎儿有影响吗？**

答：胎儿肯定可以要。

问：**如果胎儿的囊肿变大了，也还能要吗？**

答：能要。

问：**谢谢医生，那这个囊肿是怎么形成的？有什么办法可以预防它长大或者把它消除？如果不能消除，那小孩出生了是不是要动手术？**

答：目前认为囊肿是胚胎发育中的干扰所致，孩子出生后一定要做手术。

92．问：**怀孕 24 周 + 3 天，四维彩超发现胎儿胆囊显示不清；26 周时四维彩超未探及明显胆囊回声，其他未出报告的彩超有近 8 次，都是未显示胆囊。做过无创 DNA 检查，显示低风险；地贫筛查显示贝塔地贫。这是否预示着胎儿无胆囊？如果无胆囊对孩子以后的生长发育有很大影响吗？胎儿无胆囊或患胆道闭锁的概率大吗？遇到这种情况，我想听听您的意见和建议，比如需要进一步做哪些检查？检查之后再去省妇幼找您确诊或许会好点。我妻子害怕胎儿胆道闭锁，想引产。**

答：胆道闭锁的概率很小，且产前确诊困难，还需要系统的评估后才能判断，有条件可来我院就诊。

93．问：怀孕23周，双胎，其中一个胎儿的胆囊呈S形，3周后复查还是一样的结果，其他都正常，请问这种情况对胎儿有没有影响？

答：问题不大，动态观察即可。

94．问：四维彩超发现胎儿部分肠管回声增强，接近骨骼回声。之前的检查都没有问题，唐筛检查也没异常，请医生给我一些治疗建议，谢谢。

答：先做染色体检查。

95．问：怀孕26周＋3天，检查发现胎儿胃泡大小为18mm×20mm×8mm，我想请问这个大小正常吗？

答：不能说明任何问题，可以是正常的。

问：谢谢！胎儿胃泡是不是有点大。

答：目前在可允许范围内。

问：24周做B超的时候，胎儿胃泡大小是33mm×17mm×15mm，请问两次B超胎儿胃泡有没有变化？有消化道畸形的可能吗？

答：通过24周的检查结果可知胎儿胃泡偏大，两次超声是不是在同一家医院做的？建议到上级医院确诊，同时需要结合羊水情况分析。

96. 问：怀孕六个月时发现胎儿肝脏强回声斑，孩子的肝脏是不是不好？能生下来吗？

答：能生，无太大关系。

97. 问：第一次检查在胎儿左肾上方胃泡旁探及一囊性无回声区，范围约 27mm×10mm×18mm；复查时在胎儿左肾上方胃泡后方探及一囊性包块，与左肾及胃泡分界清，大小 28mm×24mm×12mm，边界清，外形不规则，包块内未见血流信号。请问胎儿腹部的囊性包块是什么？一周的时间囊性包块变大了，对胎儿发育有没有影响？胎儿能留下来吗？出生后是否能做微创手术？

答：首先考虑胃重复畸形，孩子出生后可以做微创手术。

问：请问微创手术需要开刀吗？微创手术是不是一次性就能做好？比较担心，麻烦您解释一下，谢谢。

答：微创手术也需要开刀，只是创伤较小。

问：请问孩子出生后多久做微创手术最好？谢谢。

答：孩子出生后一周左右。

98. 问：怀孕 24 周 +2 天去做系统 B 超发现胎儿胃泡小，具体数值报告上没说，我也不清楚。于隔天复查，胃泡大小为 15mm×8mm，数值比上次稍大，但还是偏小，休息半小时后检查数据变化不大，羊水正常，请问这样会是食道闭锁吗？前期做过无创 DNA，是低风险。一般胎儿胃泡大小在短时间内变化大吗？我这种情况一般多久再去复查？现在很担心。我今天又去医院复查了，医生说短期内复查没有意义，建议我过多

3 周再去检查，我还能等这么久吗？太担心了，羊水正常的话食道闭锁的风险大吗？

答：要高度警惕食道闭锁，动态监测，最好做 MRI 检查。

问：现在就要做吗？还是等到复查 B 超后再做？

答：现在就可以做 MRI 检查。

99. 问：医生，您好！我做了两次彩超检查，医生都说胎儿胆囊偏大，要怎么办？是不是先天性胆道闭锁？

答：动态观察，胆道闭锁的概率很低，且产前确诊困难，还需要系统的评估才能判断。

问：谢谢俞医生！这个需要做羊水穿刺吗？

答：不需要。

问：俞医生，我很担心也很害怕，再过几天去复查一下四维可以吗？

答：可以，动态监测。

100. 问：之前做四维彩超、唐氏筛查没有发现任何问题，目前怀孕 31 周，发现胎儿左侧结肠扩张 1cm，有肛门，羊水正常。这种情况畸形的可能性大吗？谢谢。

答：结肠扩张要 2.2cm 以上才有诊断意义。

问：那如果我下周复查，结肠扩张没有变化，是不是就不用管它了？谢谢。

答：是的，现在已经没有太大危险，等孩子出生后再评估。

第二篇 胎儿消化系统疾病的问答总结

- 主要围绕前篇的诸多提问进行专业的解答。
- 主要内容是胎儿消化系统的基本专业知识，了解胎儿消化系统的解剖结构、生理和病理，了解胚胎的发生、发育过程。
- 根据提问的核心问题进行系统的胎儿消化结构讲解，使读者对胎儿消化系统疾病有一个全面的了解，帮助患儿妈妈们做出正确选择。
- 胎儿腹部的异常主要是消化道梗阻和囊性占位。
- 上消化道疾病较下消化道疾病的产前诊断率要高。
- 羊水增多是一个重要的胎儿消化系统异常指标。
- 胎儿消化系统疾病最高有 30% 的遗传学问题，所以要重视遗传学检查。
- 胎儿消化系统疾病大多预后良好。

一、认识胎儿消化系统解剖结构和病理

胎儿的消化系统解剖结构主要有前肠、中肠和后肠，相当于出生后的上、中、下消化道，包括口腔、咽部、食道、胃、十二指肠、空回肠、结肠、直肠、肛门等，还有肝、胆、脾、肠系膜、盆腔、腹壁等。因为在临床上胎儿消化系统疾病的诊断主要依赖于超声检查，所以检查的顺序是从头到脚，而胎儿消化系统疾病主要局限于胎儿腹部。胎儿的口腔、咽部及食道等方面的疾病包括食道闭锁、膈疝等，这些另有专题讲解，所以本书中消化系统疾病的部位是从腹部的胃开始到肛门，并涵盖所有发生在腹壁和腹腔内的疾病。胃本身的疾病很少，当出现食道闭锁时，超声可观察到胃泡变小或消失，偶有胃重复畸形的案例。十二指肠高位梗阻出现的概率较高，在胎儿消化系统疾病中占据着重要位置，它是由胎儿十二指肠闭锁或狭窄、肠旋转不良、环状胰腺等疾病引起的不同病变，超声检查表现为典型的双泡征。梗阻可以发生在十二指肠的起始部、降部、升部或水平部，而根据部位的不同可判定可能发生的疾病，如环状胰腺主要发生在降部，而肠旋转不良则多发生在水平部。胎儿的空回肠闭锁也叫小肠闭锁，虽然常见，但在产前超声诊断中敏感性并不高，典型的超声表现为三泡征或单纯肠管扩张，最大径线超过 7mm 就可考虑小肠闭锁；而结肠扩张大于 22mm 则需要考虑结肠梗阻或闭锁。肛门直肠畸形居胎儿消化道畸形发生率的第一位，但在产前超声诊断中敏感性较低，只有约 30% 的诊断率；因畸形种类较多，除了肛门闭锁还可以是直肠、尿道、膀胱、阴道等的瘘造成，因此需要更深入的认识。此外，肝脏有肿瘤占位的风险，胆囊有大小变化和形成囊肿的风险，肠管有破裂导致胎粪性腹膜炎的风险。腹壁发育中可出现腹裂和脐膨出的问题，肠系膜可形成囊性占位，盆腔可由于卵巢发育而出现囊性改变等，这些都将是本书讨论的范畴。而腹膜后的肿瘤占位及盆腔的肿瘤等，因内容较多，不纳入本书讨论的范围。

从上述解剖学介绍可以看到，胎儿期消化系统出现问题主要集中在两个方面：一是消化管道的狭窄、梗阻；另一个就是腹腔占位，包括囊性和实性。在胎儿消化系统疾病中，上消化道疾病的产前诊断率较下消化道疾病的要高。产前诊断的一个很重要的解剖学指标是羊水正常与否。通常当胎儿消化系统出现梗阻时，羊水都会增多，羊水增多是一个重要的胎儿消化系统异常的指标。所以当孕妇出现羊水过多时，需要重点检查胎儿消化系统是否有疾病。

二、胎儿消化系统的胚胎发生和发育学概念

精子和卵子在子宫内相遇后形成受精卵，并逐渐发育成胚胎，胎儿的原肠在胚胎形成后的第 4 周逐渐形成，并分为前肠、中肠和后肠。前肠在第 6 周左右逐渐形成胎儿的食道、胃、十二指肠、肝脏、胰腺及下呼吸道；中肠是消化道的大部分，在 12 周前通过卵黄囊及卵黄管与后肠相连；后肠形成消化道远端的主要部分。

第 11 周胃壁的肌肉开始能够收缩。胃大弯的腹侧及背侧的生长速度不同使得胃顺时针旋转了 90°。最后，胃变成了成年人的形状并固定在左上腹部。

12 周时超声就可以看到胎儿前腹壁已经闭合，同时可以分辨出肠道。后肠与泌尿生殖道的发育具有非常密切的关系，部分后肠发育形成泌尿生殖道。

在 16 周之前，胎儿腹部的重要影像是肝脏，肝脏占据胎儿上腹部的大部分，而在胎儿的左上腹可以很容易地见到胃泡影，脾脏一般在胃的后方，但通常不易见到，胆囊呈椭圆形，完全排空时可能不显影。肠管回声表现是规则的稍强声影，边界不清，位于左中下腹，通常在 20 周后可以分辨小肠和结肠，且随孕周的增加显示越来越清楚。结肠的特点是连续的管状结构，在腹部的外周，很少有蠕动，在 28 周后，如果小肠的扩张大于 7mm，结肠的扩张大于 22mm，则临床上可解读为有病理性意义，需要结合其他检查进行专业的深入分析。

在胚胎的第 6～10 周，肠管及其他内脏器官暂时被牵引到脐带中，形成生理性、暂时性脐疝。10 周后，腹腔容积迅速扩大，腹壁皮肤与肌肉从背侧向腹侧迅速生长，中肠和腹腔脏器再回纳腹腔。第 12 周时，中肠完成正常的旋转，同时腹壁在中央汇合形成脐环。如果腹壁在上述胚胎发育过程中受到某些因素的影响，体腔关闭过程中某个环节发生障碍，组成体腔的 4 个皱襞某个部位的发育受到抑制，就会产生相应的内脏膨出畸形。如头襞发育缺陷：脐膨出、膈疝胸骨缺损及异位心；侧襞发育缺陷：脐膨出、腹裂；尾襞发育缺陷：脐膨出、膀胱外翻、小肠膀胱裂、肛门直肠闭锁等。

对于囊性占位，需要进行相关的腹部囊性结构的鉴别诊断，而对于消化道梗阻，则要区分上消化道还是下消化道，具体要结合腹部的上下左右各象限来分析判断，外科学急腹症的鉴别诊断分析对于胎儿腹部解剖学分析有一定的帮助。超声检查需评估孕周、腹壁的连续性、腹腔脏器的正常解剖结构、占位的大小及位置、羊水的变化。大多数的腹部畸形显而易见，因为正常的和畸形的腹部解剖在表现上有一定的差异。

三、胎儿消化系统疾病的诊断和特征

如上所述，胎儿腹部超声是诊断囊性占位最敏感的指标，常规检查下可明确见到的左上腹囊性结构是胎儿的胃，下腹部可见到的囊性结构是膀胱，这两大腹部囊性结构构成了胎儿腹部影像诊断的特征和标记，许多现象可以依赖这两个标记做判断。胎儿的右上腹可见到明确的实质性脏器为肝脏，左侧腹有脾脏，此外需要判断的是双侧肾脏是明确的实质性脏器。当肠管回声与肝脏相同时，需要考虑肠管回声增强，这是超声检查的一个软指标。关于肠管回声增强的临床意义尚未有明确的指引，目前有大量关于肠管回声增强的报道。过去认为，肠管回声增强可能与肠梗阻导致的胎粪性腹膜炎钙化块有关，但是近来研究发现肠管回声增强与胎儿畸形有关，特别是 21 - 三体综合征，但目前尚无确切的诊断标准和判断依据。肠管回声增强可能是由肠管水分增加或者胎粪浓缩导致。当医生发现肠管回声增强时，应建议孕妇进行超声全身详细检查及密切随访，同时需检查是否合并有囊性纤维化和感染性疾病，也有必要进行遗传学方面检查及羊水消化酶检查。

腹围是产前超声检查的常规内容。因为腹围是直接反映胎儿营养状况的指标，腹腔内脏器对腹围的影响最大，其中主要受肝脏大小的影响。但是，肝脏大小不是预测胎儿宫内生长受

限的指标。测量肝脏大小最好的方法是在纵切面及横切面上直接测量肝脏大小，这种测量方法比较精确，同时重复性较好。任何腹腔内的占位都有容积，对正常腹部脏器都有影响。但因为在胚胎期，消化道内无太多内容，所以即使胃肠出现异常，也不会因容积的改变而对胎儿的整体构成影响。

当发现扩张的胃旁边仍有一个囊性结构，则说明是典型双泡征，十二指肠梗阻的特征性标志就是双泡征，实际上就是在横轴位或斜切面表现为扩张的沙漏样形状：胃和十二指肠扩张，而幽门部位收缩狭窄，形成一个沙漏状，也就是胃和十二指肠双泡相互贯通。超声检查时如果发现胎儿腹部有囊性包块，且这个囊性包块与胃贯通，就可确诊十二指肠梗阻。当见到三泡征则要考虑近端小肠梗阻或闭锁；当遇到肠管扩张同时伴有钙化影或局限性腹水时，则需要考虑胎粪性腹膜炎及并发症；当见到下腹部肠管扩张同时伴有胎粪潴留时则要考虑下消化道梗阻，如肛门直肠闭锁或合并瘘等。胎儿吞咽羊水对胎儿吸收营养有很大作用，超声下可观察到胎儿吞咽羊水的过程，羊水可以促进胎儿的生长，随着胎龄的增加其作用也相应增加。出现消化道梗阻时，常会出现羊水增多，同时产生一系列胎儿宫内发育障碍的不良结果，如宫内发育迟缓等。有报道称消化道异常的胎儿较正常的胎儿生长慢，消化道梗阻部位越高，胎儿生长受限越明显。所以羊水增多是诊断胎儿消化系统疾病的重要特征。多普勒超声对于鉴别诊断和临床判断有较大帮助。

若胎儿（胎龄10~12周）在超声声像图中表现为前腹壁中线脐根部皮肤强回声连续性中断、缺损，并可见一个向外膨出的包块时，需要考虑胎儿脐膨出（图2-1）。包块内容依缺损大小而不同，缺损小者，包块内仅含肠管；缺损大者，常伴有肝脏膨出，甚至双侧肾脏及肾上腺膨出等。动态观察膨出内容，其多为静止状态，偶有肠管蠕动或进入腹腔内。包块表面覆盖羊膜表现为线状强回声，脐带附着于包块表面。透过囊膜可以清楚地看到脐动静脉。脐膨出与胎儿腹裂的超声影像不同：腹裂时的脐带是正常插入脐中部，在其右侧腹壁可见缺损，一般直径为 2～3cm，可有数量不等的肠管经缺损部位裸露、膨出、漂浮于羊水中；通常腹腔容量因没有肠内容而较小，而凸出的内容物可以大得不成比例。若合并有肠管发育不良如肠闭锁或肠旋转不良等，可出现羊水过多或肠管扩张。超声医生若能对腹裂有临床直观认识，对其进行诊断应该不难（图 2 - 2）。

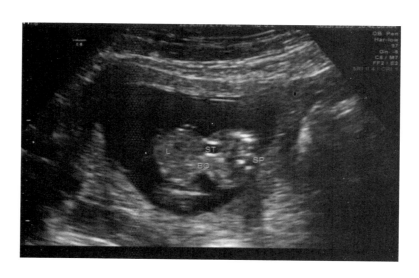

图 2 - 1　超声提示脐膨出声像

腹壁连续性中断，断口宽约 42mm，可见一混合性包块向外膨出，大小约 88mm×61mm，包块周边可见包膜包绕，其内见肝脏、胃泡、肠管回声。

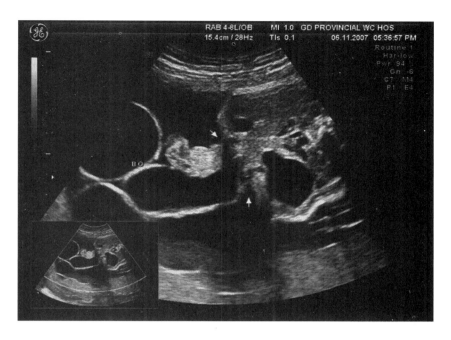

图 2-2　超声提示腹裂，肠管游离于羊膜腔中（见附图 1）

四、胎儿消化系统疾病的风险评估

胎儿消化系统疾病一旦诊断，需要对孕妇是否继续妊娠和孕期进行风险评估和管理，需要综合胎儿腹部的异常和胎儿整体发育进行衡量。单纯的胎儿腹部异常很少会有宫内的风险，但当羊水过多或胎儿腹水增加到一定程度时，需要考虑胎儿宫内治疗，否则将有可能导致胎儿宫内窘迫或死胎。羊水过多可导致早产。此外，羊水过多可导致临产时的新生儿羊水吸入或胎粪吸入综合征，需要产科、儿科协调和无缝衔接。

因为胎儿腹部的容量较大，所以在整个妊娠期间，所有胎儿腹部或消化道疾病特别是腹部占位性疾病对胎儿的影响不大。除疾病本身的不良结局外，都是一个发生、发展和自然结局，预后良好。如胎粪性腹膜炎，出现胎儿肠穿孔后，可出现局部无菌性炎症渗出、包裹或积液，最后肠管修复和钙化，大部分患儿预后良好，小部分出现肠粘连，则需要出生后的外科治疗。对于消化道完全闭锁的患儿则需要新生儿外科治疗，及时手术可有效减少并发症，提高治愈率。由于腹部疾病的影响，少部分胎儿可出现宫内发育迟缓。有报道称消化道异常的胎儿较正常的胎儿生长慢，消化道梗阻部位越高则胎儿生长受限程度越明显，羊水过多可影响脐带或中心血管，导致不良结局。如脐膨出，小型的脐膨出对整体胎儿影响较小，而大型脐膨出，对脐带构成影响，导致早产的概率增加，并增加不良预后。而胎儿腹裂，尽管在宫内没有太大影响，但由于肠管等裸露在羊膜腔中，羊水会增多，可能导致早产。通常消化道异常的胎儿与正常胎儿相比，孕龄偏小、体重偏低、出生后死亡率增加，有研究发现正常胎儿的消化道长度与合并有脐膨出、先天性心脏病及染色体异常胎儿的消化道长度有明显差异，异常胎儿的消化道较短。

五、胎儿消化系统疾病的一体化管理

孕妇确诊为胎儿消化系统疾病并选择继续妊娠后，就需要接受分娩前的一系列孕期管理，为出生后的早期和后期做准备，而这个管理过程需要一个完整的一体化管理模式。首先明确诊断，包括规范的产前三级超声检查以及胎儿腹部 MRI 检查；再进一步到专业机构进行相关的咨询和风险评估，孕期进行相关知识的学习和做好心理准备；孕晚期做好孕期的监测，包括远程胎监管理、及时的宫内转运、产儿科医生的无缝对接、针对性的围产期治疗以及胎儿出生后的手术治疗和康复管理等。由于目前我国的医疗架构，导致从胎儿到新生儿的过程中是依赖完全不同的专业和群体进行管理的，即实质上的管理是脱节的。而在一体化的管理中，最重要的环节是产前胎儿到新生儿的对接及围产期管理。对于患有消化系统疾病的新生儿，出生后的呼吸道管理尤其重要，这需要管理团队有明确的目标和管理标准，需要有一个强有力的核心指挥和一支配合默契的多学科队伍。这里再次强调需要有一个强有力的核心指挥对从产前胎儿到新生儿进行全程的管理和负责，以弥补当前我国现有医疗架构的缺陷，完善胎儿到新生儿的无缝衔接。临床实践中，由于没有一体化管理，没有宫内转运，导致胎儿出生后可能需要再转运到相关的三级医院；由于没有良好的胎儿监测管理，胎儿分娩时找不到相关的专业人员进行治疗而延误治疗时机；由于非专业人员的处理而达不到治疗效果等。这些都是因为没有整体的医疗管理而导致胎儿可能面临不确定的风险，所以一体化管理的意义重大，它可有效降低医疗风险，及时地诊断和治疗，防止并发症，如胎儿消化系统疾病多合并有羊水增多，胎儿出生时很容易出现因羊水吸入而导致吸入性肺炎。虽然我国在新生儿复苏和围产儿早期干预方面做出了很多努力，但仍然有少数病例由于没有及时处理而出现肺炎等。因此在胎儿离开母体前，应及时清理胎儿口腔和气道内的羊水，可以明显降低并发症的发生。

附：胎儿消化系统疾病的一体化管理方案

一、特别关注

当你发现你未来的宝宝可能有胎儿消化系统疾病时，可能会瞬间感到崩溃。此时，迅速学习了解宝宝存在的问题和尽可能详尽的后续处理是十分必要的。我院胎儿医学科专家团队将有机会帮助你了解胎儿的有关情况并为你精心制订未来的最佳处理方案。

二、直面胎儿消化系统疾病

胎儿消化系统疾病的发病率并不高，但一旦怀疑或确诊则需要积极面对、冷静对待。由于胎儿消化系统疾病多为梗阻性的，常常导致羊水循环受阻，羊水无法进入消化道循环或只有少量羊水进入，导致羊水过多，而羊水过多会产生两个结果：一个是过多的羊水增加腹部压力，可诱发早产；另一个则更严重，因为羊水过多可致分娩时出现羊水吸入综合征。所以直面问题，专业的评估和管理是每一个妈妈的选择。

三、胎儿医学评估

一旦临床怀疑或确诊为胎儿消化系统疾病，即需进入胎儿医学科诊疗，按顺序进行一系列诊疗评估。

胎儿超声的三级再诊断：需经专业的胎儿超声医生或胎儿影像医生的精确检查，进行部位确诊、鉴别诊断以及疾病性质的确定等，超声确定消化道闭锁的部位这一点十分重要。同时需要对胎儿全身的重要器官进行系统的检查，重点包括心脏、肺脏、脑、脊柱、肾脏及肢体等。

胎儿超声心动图：需要专门的胎儿心超医生详细地检查胎儿心脏结构是否异常，是否合并心脏畸形。

胎儿 MRI：将提供进一步详细的消化系统疾病信息，胎儿整体的形态检查可以更直观地排查多发畸形的情况。

四、与患者的咨询和教育

初次进入胎儿医学科，患者需要同意和接受护理人员的指引，需要进行遗传学咨询和回顾既往的病史，讨论预产期，了解新生儿重症监护（ICU）、特别分娩单位（SDU）等。接受遗传专家的咨询，了解家族史和产前遗传方面的检查。

一旦检查完成，患者需要面见高危母胎专家及相关同道们，需要回顾健康史和所有检查结果。此外，还需要讨论所有治疗意见和产前、生后的注意事项，包括分娩建议。

五、产前处理

在对患者的监测管理中，我们倡导动态实时远程监测，我们团队会始终监测未来的整个孕期，尤其是孕晚期，必要时及时分娩终止监测。

超声检查每3~4周一次，直到32周后。若患者距离我院较远，车程超过2小时以上，除了动态实时远程监测外，34周后若羊水过多，则需酌情考虑计划性早产，以确保患者在发动前及时处理。

胎儿消化系统疾病一般不需要考虑宫内治疗，除非羊水过多，则在必要时可实施减压处理，一般可等胎儿足月正常分娩后治疗。

六、分娩

大多数情况下，患消化系统疾病的胎儿都可经阴道分娩，而剖腹产对患儿是一个低风险的手段，若有任何母亲因素或胎儿相关剖腹产因素，如羊水过多，可考虑剖腹产。

若有需要，可在我院的特别分娩单位分娩，一种专为胎儿出生缺陷设计，提供分娩安全的保障单位。分娩后，宝宝通过一个窗口被转运到新生儿外科团队，新生儿外科团队包括新生儿内科、外科专家，新生儿外科护士和呼吸专家，确保新生儿从出生到新生儿监护病房的过程顺利。

胎儿出生后先稳定生命体征，尽量保证呼吸通畅；胃管置入，减少或吸净残留的羊水，尽量使肺得到膨胀的空间，避免吸入性肺炎；开通动静脉通道，尤其是脐动静脉通道可作为首选；通过血气检查及时了解血氧情况。

七、特殊的新生儿外科团队

专业的新生儿外科团队是保障胎儿到新生儿顺利衔接的重要后盾，最重要的是团队需要有丰富的处理新生儿消化系统疾病的经验。我院的胎儿医学团队，每年接收 60 多位来自全国各地的胎儿消化系统疾病患者，是目前国内较大的胎儿消化系统疾病救治中心。

宝宝将接受我院的标准化管理，并由具有丰富经验的多学科专业团队进行救治。宝宝可能或需要应用呼吸机支持、静脉营养甚至肠内持续营养等，但重要的是，在孕妇分娩前我们即可将所有相关设备准备好，一切都在等待宝宝的到来，确保每一个环节都能够准确衔接。

八、新生儿消化系统疾病手术

患消化系统疾病的宝宝对噪音及移动十分敏感，所以手术时尽可能减少对宝宝的搬动。手术是一个择期性手术，需要调整好宝宝的内环境，待生命体征稳定后进行，一般在出生后的一周内完成。若在出生后 72 小时内生命体征不稳定者，手术风险相当大，需要家长理解。对于体重没有达到 2 公斤的早产儿，尽可能等到体重大于 2 公斤后再手术。

手术需要进行全麻并接受麻醉医生的监测管理。常规手术切口可经腹部横切口，若是微创治疗一般选择经脐部，或直接经脐轮半圆形切口完成。

九、长期随访

长期随访对提供最好的临床管理是十分重要的，同时为改善消化系统功能和减少并发症等提供相关咨询和护理。

有关消化系统疾病的术后管理已开展多年，我院治疗的胎儿十二指肠闭锁，年龄最大的已经 20 多岁，已如常人一样参加工作。随访管理项目的开展从出生手术后开始，预约随访的时间为 6 个月、12 个月、2 岁、4.5 岁和 6 岁，此后每两年一次，必要时需要多个学科专家按约进行会诊，评价术后效果及消化功能等。

十、团队经验

我院的胎儿医学科团队已经见证了大量的消化系统疾病，自 2013 年以来，我院的胎儿医学科团队已经为全国数百例胎儿消化系统疾病提供了咨询，同时每年为 60 多位胎儿消化系统疾病患者进行诊治，总的治愈率达 90%。

十一、联系我们

广东省妇幼保健院　胎儿医学科胎儿诊治中心

020－39151821

首席专家：俞钢

成员：洪淳、唐晶、王丽敏、陈丹、尚宁、韩朝湘、夏波、刘千里、刘翠芬、张颖、杜梦薇、孙宇玲

六、胎儿消化系统疾病的遗传学检查要求

30％的胎儿消化系统疾病有遗传学问题，孕妇需要在产前做相关遗传学分析。现代遗传分子学和基因诊断对多种单基因病和综合征的诊断都有较大的帮助，但在临床应用上尚需要时日。

胎儿十二指肠高位梗阻的遗传风险为15％～30％，大多数为21－三体畸形，也有部分是18－三体畸形和13－三体畸形。由于产前诊断涉及继续妊娠及胎儿出生后的治疗，所以对于早期明确诊断十分重要，即使在临产前进行遗传学检查确定是否有异常也是很有价值的。因为胎儿出生后需要考虑尽快手术治疗，若在产前诊断为有遗传学问题，可选择放弃，这比手术完成后再等结果时的尴尬要好得多，在医学上可以变被动为主动，尽早给家长一个选择。肠闭锁和肛门直肠闭锁的遗传风险也同样较高，当怀疑时必须要做遗传学检查。肝脏和胆囊异常多与遗传无关，所以一般不必做遗传学检查，但需要做病原学检查，以排除感染性疾病的可能。对于腹部的囊性占位病变，通常也与遗传学关系不大，大多数情况下也可不必做遗传学检查。对于腹部的实体肿瘤原则上虽然相关基因不清楚，但研究性的检测很有必要。

市场上有诸多公司都想开发和推广分子基因检测这方面的技术，但由于分子基因检测无具体疾病的诊断标准和规范，所以目前尚不适合做临床应用和推广。我的原则是在没有明确的标准下，不建议也不反对做分子基因检测。分子基因检测对医学的发展虽然有好处，但由于没有相关的临床数据和临床表型

相佐证，医生尚无法用检测数据进行诊断和分析，需要有专门的临床基因分析师给予解释和诊断。现有条件下还需要更多的专业人员参与，才有可能满足现有市场的需要。但当前的基因市场鱼目混珠，缺乏基因专业知识与临床的对接，导致检测的过度和做了检查但无法解读数据，给临床工作造成混乱。真正有需要和有条件者，可选择国内专业的非营利性机构进行检测，因为对于医学真正有帮助的数据，是可以用科研经费进行检测的而不需要考虑收费问题。

七、胎儿消化系统疾病的孕期管理

对于大多数胎儿消化系统疾病预后良好者，在产前通常不需要特别的处理和干预，但需要在孕期动态监测羊水至 32 周，而在 32 周前，通常需要每 3～4 周做一次超声复查，检查遗传学指标，排除染色体异常的情况。少部分胎儿消化系统疾病特别是消化道梗阻常导致羊水过多，这种情况一般是不需要产前干预的，但若羊水较多，导致孕妇自身难以承受时，可考虑抽羊水减压，以缓解症状。而部分羊水过多常导致胎儿羊膜早破或早产，需要提前做好安排和准备。而羊水过少的，在 32 周前则需要考虑羊水灌注，改善胎儿宫内生长环境。医生需要强调消化系统疾病的复杂性和胎儿出生后可能面临的并发症，让孕妇做好心理准备和病情咨询，必要时孕妇可选择到有小儿外科条件的三级医院分娩，做好宫内转运和出生后的干预准备。一般情况下，不需要剖腹产，可选择自然分娩。

很多孕妇在知道胎儿患有消化系统疾病后，常常会问医生是否能通过后来的补救措施来改善胎儿疾病，最多见的问题是需要吃点什么或要注意什么对胎儿更好，问题虽然简单，却是一个普遍现象。胎儿作为一个新生命，整体上就像婴儿一样，所有能提供生命生长的营养都需要，所以我们日常的生活所需就是胎儿的所需，重点强调可以多食用含多种维生素的食物，尽可能补充维生素 A、B、C、D、E。孕妇的日常活动和休息就是胎儿生长的基本生活，简而言之，正常的生活规律就是对胎儿生长最大的帮助。此外，孕妇需要调整自己的心情，保持良好的心情是胎儿后期生长的必要条件。胎儿的生长发育不仅要有良好的物质基础，还要有良好的情感基础，孕妇可以和胎儿互动，使胎儿在宫内的活动和状态达到最优，为顺利分娩提供良好的条件。

八、围产期处理的基本要求

围产期处理强调从胎儿到新生儿的过程一定要无缝衔接，即在分娩前后由专业的新生儿专家做好预案，为有消化系统疾病的新生儿做出应对处理，并能够随机应变。胎儿出生后的一小时十分重要，它将承载从胎儿到新生儿的生命转变，也是人生的开始。这一衔接过程若能做好，可以大大减少新生儿早期的并发症，如胎儿出生时需要根据羊水情况采取积极的干预措施，即在胎儿出生尚未呼吸和断脐之前，尽可能将其口腔和气道内过多的羊水吸净，减少和避免吸入性肺炎的发生。这个过程需要产科和新生儿科的共同协作，国内多有新生儿专业医生到产房直接处理早产或围产高危儿的举措。因此孕妇在选择分娩医院时，应尽可能选择有新生儿专业或有较强新生儿处理能力的医院。

关于产前诊断口咽部畸形的报道较少，但是如果存在的话，这些诊断信息将在新生儿出生时给新生儿科医生非常有用的帮助。口咽部畸形可以导致新生儿通气困难甚至窒息，需要在产时或生后一小时内处理。对于喉部囊肿或闭锁等上呼吸道罕见的致死性畸形，需要产前明确诊断并实施产时胎儿手术，确保胎儿出生后的呼吸道畅通。

新生儿若不出现肠梗阻表现，多不需要处理。对于明确的胎儿肠梗阻，胎儿出生后多会出现腹部膨隆、肠管充气扩张等症状，需要做常规胃肠减压处理，如肠闭锁、胎粪性腹膜炎等造成的上消化道梗阻经常有症状急、呕吐频繁、便闭等症状，需要及时做胃肠减压处理，控制饮食。可做腹部平片、系统超声和 CT 检查等尽快明确诊断。而对于巨结肠、肛门直肠畸形等造成的下消化道梗阻，则症状表现相对缓和，症状可以随着时间增长逐渐表现出来，可以在胎儿出生后根据具体症状做出相应处理。

围产期处理的好坏，直接体现了胎儿医学的精神和实质，它是当前产科和新生儿科如何达到密切协作的一个标志，也是实现和完善胎儿医学的必经之路。

九、新生儿手术治疗时机选择

所有消化道梗阻都需要考虑外科手术治疗。胎儿消化道梗阻的外科治疗通常分为产时胎儿处理、新生儿外科手术和小儿择期外科手术。对于出生前就已经明确有消化道梗阻或压迫的消化道疾病，如喉闭锁或颈部肿瘤等，若合并有呼吸道梗阻则需要考虑产时胎儿处理。但主要以解决呼吸道疾病为先，必要时可以一并解决消化道梗阻。对于出生后有完全梗阻的，如十二指肠梗阻、肠闭锁等，若出现呕吐、腹胀、便闭或排黏液样便时，且摄片可明确肠梗阻者需要新生儿外科手术。而对于生后经过禁食观察和 X 线检查确定无症状和体征者，可以保守观察治疗，必要时择期手术。

随着胎儿、新生儿麻醉和微创技术的进步以及手术器械的改进，小儿微创特别是新生儿微创已经可以全面开展，如十二指肠梗阻、胆总管囊肿、肠闭锁等都可以通过微创解决。临床上只要有明确的病理改变需要通过手术解决的疾病大都可以在新生儿期通过手术治疗。微创技术已经显示出传统手术无法比拟的先进性，但仍然要在围产期管理及器械方面有较大的改进，完善和提高相关的技术和理念。

基于对胎儿、新生儿认识的提高，过去一些新生儿疾病的手术治疗成功率也提高了，如肠闭锁、十二指肠梗阻等；而过去无法治疗的疾病如气道梗阻等现在也可通过手术救治；一些过去认为需要急诊手术的疾病现在可以延迟到胎儿出生后几个月再进行手术甚至完全不需要手术，如低位肛门闭锁合并瘘、脐膨出等。总之，新生儿手术的时机对于胎儿消化系统疾病而言是很重要的，适时掌握手术时机可以有效地解决疾病，同时可以让新生儿获得最大的生长发育机会。消化系统是生命初始的营养摄入通道，把消化系统疾病解决好可以使新生儿生长迅速，否则就容易出现营养不良及一系列的并发症。

十、并发症、后遗症及预后

胎儿消化系统疾病的并发症、后遗症并不复杂，除了复杂型食道闭锁、高位肛门闭锁和胆总管囊肿的复杂型外，其他消化系统疾病的临床治疗远期效果一般都较理想，治疗预后也较好。有关胎儿食道闭锁的表述见《胎儿膈疝和食道闭锁释疑》。对于胎儿高位肛门闭锁，医学界已经认识到耻骨直肠肌环的作用和处理要点，若直肠未在耻骨直肠肌环的中心点通过，则术后的肛门控便效果将受到影响，而且反复的手术和炎症刺激将使肛门的括约肌肉损伤和瘢痕化，最终导致肛门控便功能不全或丧失，影响患者终生的生活质量。因此，产前即可通过超声或 MRI 影像对肛门闭锁的程度和控便效果进行初步的评价，对预后做出判断。单纯胎儿胆总管囊肿的预后通常良好，但若病理改变出现较多的肝内囊性结构或肝内囊性扩张（Caroli 病）等则可能影响肝脏的正常功能和患儿的生活质量，如慢性胆管炎、肝硬化等。胎儿腹部囊性占位一般都预后良好，但若囊肿巨大，一般囊肿超过 5cm 则有可能出现扭转或压迫，导致梗阻或坏死，或危及胎儿生命，或可导致局部肠坏死等一系列的并发症，如肠囊肿或卵巢囊肿蒂扭转。对于胎儿胎粪性腹膜炎，大多预后良好，但有 30% 将会因为肠粘连梗阻或闭锁，需要做新生儿外科手术，且多需要进行肠造瘘等待第二期的根治手术。所需的造口管理及护理会短期增加医疗成本和家庭负担，而且需要通过营养管理保证新生儿到婴幼儿的过渡，为二期手术提供必要的保障。但当肠管切除达到小肠剩余不足 70cm 时，则极有可能导致短肠综合征，即肠管的营养吸收障碍，使新生儿的生长发育受限，医疗成本增加。

胎儿消化系统疾病预后大多良好，预后不良的主要疾病是胎儿胆道闭锁，但目前临床上尚无法做到明确诊断和排除，这也是医学的高峰之一。正因为产前难以诊断，且有部分证据认为胆道闭锁是一个后天性的炎症性疾病，有可能是在孕后期及生后的新生儿期因感染特别是病毒感染导致胆道炎症反应，所以不应看成是胎儿疾病，而更应该是新生儿疾病。但临床上我们也观察到产前超声检查发现胎儿胆囊缺如、胆管呈强回声的线形改变与胆道闭锁相关，目前尚需要更多的证据进行鉴别。

第三篇　胎儿消化系统常见疾病

- 常见的胎儿消化系统疾病专业介绍。
- 现阶段胎儿消化系统疾病的诊断和处理意见。
- 当前对于胎儿、新生儿及幼小婴儿的治疗，特别是关于微创手术的观点。
- 了解胎儿消化系统疾病的围产结局和预后。

一、胎儿十二指肠高位梗阻

胎儿十二指肠高位梗阻是胎儿期间十二指肠出现的高位梗阻性疾病，主要包括先天性十二指肠闭锁和狭窄、先天性肠旋转不全和先天性环状胰腺，是胎儿消化系统最常见的疾病之一，也是新生儿外科常见的消化道畸形。在产前超声筛查中发现胎儿腹部出现典型的双泡征，就需要考虑此病（图3-1）。

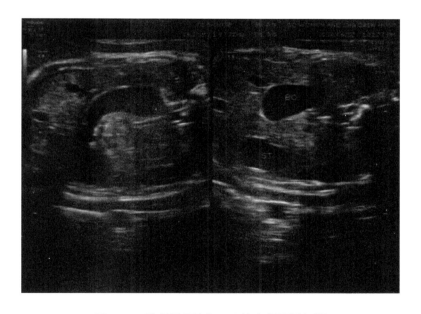

图3-1　腹部见双泡征，双泡之间可见相通

胎儿十二指肠高位梗阻的产前超声诊断的主要征象为胃和十二指肠近端明显扩张伴液体滞留形成双泡征及羊水增多，诊断准确率可达98%。双泡之间具有连续性，在幽门管处相通，位于左侧的泡为胃，一般较大，右侧的泡为梗阻扩张的十二指肠近端，一般较小。两个囊泡壁有时可见蠕动或逆蠕动，实时

超声下有时可见排空或反流现象，在不同时间检查囊泡，其形态有所改变。典型的双泡征声像图一般出现在怀孕 24 周之后，往往可在中孕晚期或晚孕早期发现，此时期以前较难对本病做出诊断。胎儿十二指肠高位梗阻多伴有羊水过多的现象，最早可在怀孕 19 周就出现，其开始出现的时间及其严重程度取决于肠梗阻的严重程度以及是否伴有其他影响羊水吸收的胃肠道畸形。另外由于胎儿在宫内也会出现呕吐现象，胃内容物可反吐到羊水中，从而使胃的形态大小正常。因此在检出羊水过多而胃的形态正常时，不能作为完全排除十二指肠高位梗阻的因素，如果同时见到胎儿上腹部两个囊泡，诊断即可成立。

胎儿十二指肠高位梗阻常伴有 15% ~ 30% 的遗传学异常，最常见的是 21 – 三体畸形或 18 – 三体畸形，需要在产前高度重视，是属于产前筛查遗传学检查的必查项目。虽然大多数胎儿十二指肠高位梗阻可以通过常规筛查检出，但临床上确有孕妇到孕晚期才发现双泡征但没有做染色体检查，甚至连基本的唐氏筛查也没有做就把胎儿生出来的，补救的方法只有在最短的时间里进行检查。无论胎儿是否出生，检查结果对选择和鉴别诊断都是十分重要的依据。因为患有十二指肠高位梗阻的胎儿出生后一周左右需做手术，而在手术前再次选择和决定孩子的去留都是必要的。

十二指肠梗阻伴发其他畸形时，有相应的畸形超声表现，如十二指肠闭锁可以是 VACTER（V = vertebral anomaly 脊柱畸形；A = anal atresia 肛门闭锁；C = cardiac anomaly 心脏畸形；T = tracheo 气管；E = esophageal fistula 食管瘘；R = renal or radial anomaly 肾脏或桡骨畸形）综合征中的一个表现；十二

指肠闭锁合并有食管闭锁（不伴有气管瘘）；胃以及十二指肠分泌物大量积聚；胃、幽门部以及十二指肠近端扩张，形成 C 形，双泡征不明显；十二指肠闭锁同时合并有肠旋转不全或环状胰腺等。MRI 检查冠状位和横轴位均可清楚显示胎儿上腹部的双泡征影像。

产前诊断影像中可以出现三泡征，这是通常所谓的肠闭锁表现，多为空肠闭锁，在下一节会详细描述。

在排除染色体异常后，胎儿十二指肠高位梗阻的预后良好，胎儿出生后一周左右可以手术治疗，除传统开腹手术外，现在微创手术也彻底解决了技术问题，完全腹腔镜技术可以很好地达到手术目的，并能有很好的手术美观效果。总之，胎儿十二指肠高位梗阻产前诊断发现率可达98％，有15％～30％的遗传风险，生后的手术治愈率可达99％，患儿手术后远期随访预后结果良好，生活质量可达正常人标准。

二、胎儿肠闭锁

胎儿肠闭锁和狭窄是指从十二指肠屈氏韧带到回盲部结肠间发生的小肠（主要是空肠和回肠）先天性闭塞和狭窄，是胎儿较常见的消化道畸形之一，也是出生后的新生儿肠梗阻的最常见原因，约占新生儿小肠梗阻病因的1/3。空肠闭锁多为单发，多发性肠闭锁的发生率各家报道不一，为6％～22％。要了解胎儿肠闭锁首先要知道常见的闭锁类型，医学临床上可根据病理将肠闭锁分为四种类型，其中闭锁 I 型和 II 型最常见，占58％～65％。

闭锁 I 型：膈膜闭锁或狭窄。肠腔为一膈膜阻断，肠管及肠系膜保持连续性，部分可在膈膜中央有一小孔。

闭锁Ⅱ型：盲端闭锁。闭锁两端的肠管均呈盲袋，中间有一索带相连，肠系膜保持连续性。近端闭锁呈膨大槌状，远端闭锁端如竹筷般细小，连接索带长数厘米至数十厘米。

闭锁Ⅲ型：包括Ⅲa型和Ⅲb型。前者在Ⅱ型的基础上，肠系膜呈V形缺损。后者则为苹果皮样或圣诞树样闭锁，该类型少见。

闭锁Ⅳ型：为多发性肠闭锁，可与前三型并存，闭锁部位数量不等。该类型少见。

胎儿肠闭锁合并胃肠外畸形的发病率较低，常见的有肠旋转不良（23%）、小肠重复畸形（3%）、食管闭锁（3%）等。肠闭锁的遗传相关性不大，只要常规的遗传学检查没有发现异常就无须进一步检查。

产前超声诊断胎儿肠闭锁较十二指肠闭锁的准确性和特异性要差，有报道称确诊率约为27%，产前超声诊断小肠闭锁的时间多在怀孕22～28周。超声下正常胎儿肠管大部分呈无液体充盈的塌陷状态，很少有肠管扩张，回声较强，但较胎儿的骨骼略低。如果小肠回声强度等于或高于骨骼回声，则要考虑有异常，但也不排除胎儿个体差异。胎儿肠回声增强是超声检查的一个软指标，并不意味着一定有问题，但需要在排除遗传学异常的基础上进行系统的检查，尤其是肠闭锁的诊断，肠回声增强可能是肠管水肿，或是胎粪性腹膜炎等的早期表现，需要动态的密切观察。若在超声下见到多发性、连续性小肠肠管扩张（≥7mm），则提示有机械性肠梗阻或闭锁的可能。区别于胎儿十二指肠高位梗阻的双泡征的诊断，小肠闭锁常可发现三泡征，这是因为空肠闭锁在较高位置出现，羊水因为受限而导致梗阻。超声下羊水过多也是诊断肠闭锁的一个非特异因素，因胎儿于第 16～17 周开始吞咽羊水，肠道近端梗阻导致的羊水过多一般在怀孕中、晚期方才显示出来。动态监测下，可以看到羊水在肠管中因梗阻而流动，肠管的蠕动也加剧，若在怀孕晚期超声显示进行性肠管扩张和肠蠕动加剧者，可确诊为肠梗阻。值得注意的是，对怀疑有小肠扩张者，应注意与正常肠管回声做鉴别，在怀孕 22 周之前，超声检查是不能诊断肠管扩张的。此外，还需注意肠管扩张伴有中肠扭转或有无钙化灶等情况，需要和胎粪性腹膜炎引起的肠闭锁做鉴别，临床上两者在产前或生后术前较难区别。

胎儿肠闭锁通常最大的风险就是会因为羊水过多导致早产，所以孕妇一旦确诊，则需要尽早采取宫内转运的形式，选择到有新生儿手术条件的医院分娩，并在胎儿出生后进行手术，手术治愈率可达 90%，治疗的风险主要是少见型的肠闭锁和手术并发症，可选择腹腔镜微创手术，预后良好。

三、胎儿肛门直肠畸形

胎儿肛门直肠畸形居消化道畸形第一位，新生儿的发病率为 1/5 000～1/1 500。男女性别的发病率大致相等，以男性稍多。其病理改变复杂，不仅肛门直肠本身发育有缺陷，而且肛门周围、盆底肌肉、内括约肌以及周围神经系统均有发育异常，并可同时伴发其他系统畸形。

1970 年制定的国际分类，以直肠末端与肛提肌，特别是耻骨直肠肌的关系为基础，将肛门直肠畸形分为高位、中位和低位三种。会阴瘘、前庭瘘和肛门狭窄属于低位肛门直肠畸形；尿道球部瘘、肛门闭锁（无瘘）和多数直肠阴道瘘属于中位肛门直肠畸形；前列腺部瘘和膀胱颈部瘘为高位肛门直肠畸形。已有的解剖研究证明，高位肛门直肠畸形缺乏内括约肌，外括约肌走行紊乱，位置异常，肌纤维内有脂肪分布，呈风帆状，分布面积增大，电镜下可见肌微丝不整齐，部分有溶解现象；Z 线破坏；线粒体有空泡，嵴有断裂、扭曲或消失等改变。多数肛门直肠畸形都有内括约肌，只是发育程度不同而已，但内括约肌部位肠壁内神经节细胞数减少或缺如，有瘘管者在其近端附有移行上皮，此瘘管实为移位的肛管。因此，强调在行肛门成形术时，应尽量保留直肠盲端及瘘管，以便最大限度地保存发育不全的内括约肌。

肛门直肠畸形常伴有骶骨发育不全或隐性脊柱裂，骶骨缺少 2 个节段以上常有肛提肌的发育不全。肛门直肠畸形形成的泌尿生殖系统瘘管较多，这是由于泄殖腔隔有发育障碍，导致尿生殖窦和肛门直肠窦相互沟通。

神经系统发育不良也是肛门直肠畸形的重要病理改变，解剖及组织学研究证实：中、高位肛门直肠畸形中骶髓前角运动神经元、感觉神经元和副交感神经元数目均明显减少，发育不良；骶神经的数量和分布也有不同程度改变；盆底及肛周组织中感觉神经末梢（肌梭、环层小体、球样末梢）数量减少和发育停滞；会阴部皮肤和皮下组织中神经纤维的密度也较正常人明显减少；同时耻骨直肠肌及肛门外括约肌中的运动神经末梢和直肠末端肠壁内胆碱能、肽能、肾上腺素能神经节细胞数及神经纤维也减少。上述改变与畸形类型有关，肛门直肠畸形位置越高，畸形改变越明显。

　　肛门直肠畸形往往伴发其他畸形，其发生率为 28% ~ 72%。伴发的最多见的畸形为泌尿生殖系统畸形，其次为脊柱畸形（特别是腰骶椎畸形），再次为消化道、心脏以及其他各种畸形。泌尿系统畸形中以膀胱输尿管反流最为常见，其他尚有肾发育不良、隐睾、尿道下裂等。女婴生殖系统畸形有阴道积水、阴道或宫颈闭锁、双角子宫等。腰骶椎畸形是最常见的脊椎畸形，如半椎体、半骶椎、脊髓栓系、脊膜膨出等。国内一组肛门直肠畸形患儿骶椎放射影像学检查结果显示，53.6% 的肛门直肠畸形患儿合并有骶椎异常，畸形位置越高，腰骶椎异常特别是多发性异常的发生率越高。心血管畸形依次为动脉导管未闭、法洛四联症、室间隔缺损和大动脉转位等。VACT-ER 综合征也是反映合并多种畸形的常见表现，其中肛门闭锁是其主要的表现特征之一。

　　产前超声检查属于胎儿下消化道检查，难以做出准确诊断。有报道称在肛门闭锁的围产结局分析中，产前超声可发现胎儿盆腔中扩张的肠管有明确的双叶征或 U 形征，当扩张的肠管为结肠且直径大于 22mm 时需要考虑肛门直肠畸形。但因肛门直肠畸形的病理现象变化较大，结肠扩张常常是非特异性的，且巨结肠或其他结肠扩张时都可以出现类似表现。当发现胎儿结肠扩张时，还需要注意孕周的大小，发现越早，畸形越严重，结肠扩张最早可在怀孕 18 周发现，而最晚可在 38 周发现。羊水过多也是肛门直肠畸形产前的常见症状之一。对严重的肛门闭锁还要关注可能的合并畸形，因为肛门直肠畸形多合并多脏器的畸形，如 VACTER 综合征，需要重点检查胎儿的心脏、脊柱、气管、肾脏等。多普勒超声可对扩张肠管的血流进行分析，也可通过羊水检查测量酶的变化，但都无特异性。针对上述现象，在进行 MRI 检查时，除了注意结肠扩张的现象外，仍需要密切注意可能出现的畸形，以协助超声诊断。MRI 检查的优点是可以在多个切面和不同的序列下分析判断检查结果，对胎儿的鉴别诊断有一定的帮助。由于肛门直肠畸形产前诊断率低，目前尚无统一的标准，但主要以结肠扩张大于 22mm 作为超声筛查的硬指标。

肛门直肠畸形的预后取决于病理改变，但大多预后良好，不存在致命性的风险。生后根据肛门闭锁类型决定手术时机或手术方式，手术除了传统的肛门成形术或腹骶会阴肛门成形术外，现在也可以应用微创手术解决问题。

四、胎儿胎粪性腹膜炎

胎粪性腹膜炎是由于胎儿的肠道发生穿孔，胎粪进入腹腔后引起的无菌性、化学性腹膜炎。腹膜炎可能局限，也可能弥漫，导致纤维增生及腹腔内钙化灶。其发病率为 $1 : 35\ 000$，但随着产前诊断认识的提高，发病率有增多的趋势。

胎儿胎粪性腹膜炎在临床上根据其病因、发病时间及穿孔是否自行愈合等而表现不同。疾病早期，胎粪流入腹腔，产生无菌性的腹膜炎，刺激肠管和腹膜产生炎性渗出、包裹，导致腹水或羊水过多，而随着胎粪的被限制和吸收，可形成无症状的钙化灶或囊性胎粪性腹膜炎包块，继之出现组织增生和机化。部分病例在宫内后期或在出生后短期内出现腹膜炎和（或）肠梗阻症状，部分则积液逐渐被吸收，炎性包块消失，肠管恢复通畅。胎粪性腹膜炎在不同时期的病理过程，临床的表现形式也不一样，常常需要与胎儿腹部的囊性占位或肿瘤做鉴别诊断。

虽然胎粪性腹膜炎可在孕中期后的任何时期得到诊断，但检出率并不高，这与检查者对胎粪性腹膜炎的病理、生理特征的了解和认识有关。由于正常16周的胎儿肠道内的胎粪只抵达回肠末端，到20周才充满整个肠道，远达直肠。20周前胎儿缺乏肠蠕动，即便发生肠穿孔，胎粪也难于从穿孔处进入腹腔，故有学者提出超声诊断的时机应推迟至怀孕20周后。胎粪性腹膜炎产前超声有以下征象：不规则的腹腔内钙化斑块、羊水过多、腹水、假性囊肿和肠管扩张。产前超声通常开始可以观察到胎儿腹部有强回声的肠管，继之肠蠕动加快，肠穿孔形成胎粪性腹膜炎。由于孕周的不同，检查者观察到的往往是胎粪性腹膜炎的某个病理截面，所以需要检查者认真识别，钙化块可以集中在腹部的某个区域，也可以散在腹腔的整个范围，常可见到在右上腹的肝区或盆腔内有强光斑。对于肿块性的区分通常可见肿块边缘不规则，超声多普勒可见有血流，但不丰富，强回声与无回声相间，但仍需要与腹部的肿瘤做鉴别。对于所有宫内肠管扩张、腹部囊肿或者腹腔积液患儿需要考虑出生后的外科治疗。

过去较多轻度胎粪性腹膜炎在产前并没有得到诊断，而是在生后出现症状需要手术时才得以诊断。现由于产前诊断认识的提高和对微小病变的早期发现，部分轻度胎粪性腹膜炎在出生后只需要保守治疗，使手术率从以往的60%降至40%以下。以往的高手术率由于胎儿医学认识的提高，使得生后手术率下降。目前临床上，胎儿腹腔囊肿、积液、肠管扩张等多以生后的手术治疗为主，而单纯的钙化灶，特别是散在的、细小的分布病灶，生后都不需要手术，生后根据进食恢复情况即可做出诊断。

胎粪性腹膜炎多在胎儿出生后的一周左右手术，多以出现肠梗阻表现为手术指征，手术的病理多是肠粘连梗阻和继发性肠闭锁，所以手术方式以肠造瘘为主，在术后三个月后进行二期根治术。治愈率可达95%，预后及生活质量良好。

五、胎儿肝脏占位

胎儿肝脏占位即肝脏肿瘤，其发病率仅占胎儿和新生儿肿瘤的5%。最常见的胎儿原发性肝肿瘤是血管瘤，其次是间叶性错构瘤和肝母细胞瘤。所有胎儿肝脏肿瘤均有可能在产前经超声检查发现，但受各种因素影响产前发现胎儿肝脏肿瘤的概率仍然很低。除了胎儿原发性肝脏肿瘤外，尚需要考虑胎儿期少见的转移性肝脏肿瘤，最常见的是神经母细胞瘤，其次是来自骶部畸胎瘤的卵黄囊瘤以及肾脏横纹肌样瘤。胎儿肝脏占位最常见的产前表现是超声发现胎儿肝脏区域有一明显囊性占位，表现为强回声、混合回声或低回声，MRI 检查可见到肝脏内 TW1 低信号、TW2 高信号占位，可伴贫血、水肿、羊水过多、心力衰竭、血小板减少和弥漫性血管内凝血，即 Kasabach – Merritt 综合征。尽管在胎儿肝脏肿瘤中血管瘤是最常见的，但在临床实践中，血管瘤的发病率较产前确诊的要多，这是因为超声影像并不是对所有病例或无症状患者均可普及筛查，或超声医生受专业条件限制而未较完整地认识该病的特点。

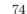

产前超声可检查出间叶性错构瘤，一般来说，在超声检查中可较容易地见到肝实质区域有一囊性占位，但超过 33% 的间叶性错构瘤是在婴儿期确诊，而 25% 是在胎儿期或新生儿期确诊。大多数间叶性错构瘤是囊性的，其次是实质性或囊实性的。间叶性错构瘤少有合并其他先天性畸形的，大多数间叶性错构瘤发生在肝右叶，但双侧患病的病例高达 10%。其发病机制并不完全清楚，通常认为是一个发育问题而不是一个肿瘤的起源。

肝母细胞瘤是婴儿 1 岁以内主要的原发性肝脏恶性肿瘤，是除了神经母细胞瘤和白血病之外另一种罕见的恶性肿瘤，它可转移至胎盘并引起胎儿死亡，但尚未有肿瘤转移给母亲的报道。约有一半的肝母细胞瘤可在婴儿期被确诊，但是只有不到 10% 的病例可在新生儿期被发现，而在胎儿期确诊的几乎没有，这是因为胎儿期需要确诊必须要有明确的病理，而经母体的胎儿病理活检是危险的。典型的肝母细胞瘤多发生于上腹部肝脏的单一区域，肝右叶的发生率常多于肝左叶。肝母细胞瘤可以通过产前超声诊断，但在形态上要与血管瘤和间叶性错构瘤做鉴别。由于罕见，所以并没有太多的临床资料可供参考，也没有明确界定其与肝脏肿瘤之间的发展有牵连。与这些不寻常的病例有关的产前超声、自然史，以及最佳的妊娠期管理等有待进一步研究。

产前超声检查诊断血管瘤，可见肝脏区域的单个或多个低回声、高回声或混合性回声占位，边界清楚。通常瘤体大小可为 1～10cm，有丰富的周边血流，可以伴随肝脏肿大或羊水过多，这是由于血管瘤引起的高动力状态或肿瘤压迫胃肠道造成

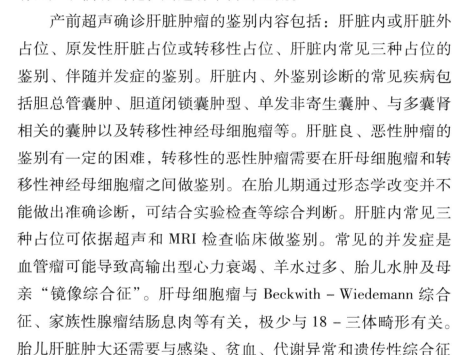

的。间叶性错构瘤的产前典型超声表现为不规则的囊性肿物，呈囊性或囊实性和实质性，多倾向于囊性病变，可见瘤体内血流。间叶性错构瘤可伴有羊水过多，瘤体可以为低回声、高回声或无回声，有丰富的周边血流。肝母细胞瘤一般是实质性、有回声、偶有钙化，周边有丰富的血流。

产前超声确诊肝脏肿瘤的鉴别内容包括：肝脏内或肝脏外占位、原发性肝脏占位或转移性占位、肝脏内常见三种占位的鉴别、伴随并发症的鉴别。肝脏内、外鉴别诊断的常见疾病包括胆总管囊肿、胆道闭锁囊肿型、单发非寄生囊肿、与多囊肾相关的囊肿以及转移性神经母细胞瘤等。肝脏良、恶性肿瘤的鉴别有一定的困难，转移性的恶性肿瘤需要在肝母细胞瘤和转移性神经母细胞瘤之间做鉴别。在胎儿期通过形态学改变并不能做出准确诊断，可结合实验检查等综合判断。肝脏内常见三种占位可依据超声和 MRI 检查临床做鉴别。常见的并发症是血管瘤可能导致高输出型心力衰竭、羊水过多、胎儿水肿及母亲"镜像综合征"。肝母细胞瘤与 Beckwith – Wiedemann 综合征、家族性腺瘤结肠息肉等有关，极少与 18 – 三体畸形有关。胎儿肝脏肿大还需要与感染、贫血、代谢异常和遗传性综合征等做鉴别。

所有胎儿肝脏肿瘤均需要考虑尽早外科治疗，新生儿外科手术是首选。由于血管瘤是一种良性肿瘤，治疗方法有期待治疗、肝动脉栓塞、射频消融和手术切除等。由于巨大血管瘤导致充血性心力衰竭的患儿，则需要控制症状后积极治疗。

六、胎儿胆总管囊肿

胎儿胆总管囊肿是基于胎儿右上腹的囊性占位的鉴别诊

断，是一种较少见的先天性胆管囊性扩张，分类取决于受累胆管的部位，最常见的类型是胆总管呈纺锤形扩张的Ⅰ型，占90%~95%。Ⅰ型为可在产前诊断的类型，其他类型多在生后的检查中发现，包括Ⅱ型（胆总管十二指肠内部或胰腺内部的憩室）、Ⅲ型（胆总管末端囊肿）、Ⅳ型（肝外胆管多发性囊肿伴或不伴肝内胆管囊肿）、Caroli病或Ⅴ型（一个或多个肝内胆管囊肿和肝纤维化，肝外胆管正常）。目前认为，如果同时伴有肝纤维化，实际可能是一个独立的疾病，即Caroli病，与胆管扩张有着本质的不同。

　　胎儿胆总管囊肿的超声表现是右上腹肝门区域有较大的孤立无回声囊肿。胎儿胆总管囊肿最早可在怀孕15周通过超声检查检出，与胆道闭锁一样，常合并胆囊异常，也很难区分左右肝胆管及分叉延续。有报道认为囊肿的末端变小、狭窄是一个有意义的特征。胎儿胆总管囊肿需要与胆道闭锁、十二指肠闭锁、肠重复畸形、卵巢囊肿、肠系膜囊肿等做鉴别。彩色多普勒可能对肝门的血流有鉴别意义，可对门静脉、肝动脉、脐静脉等相关的信息与囊肿的相关性进行鉴别。胆总管囊肿较胆道闭锁多见，且除囊性扩张的胆管，其他解剖结构均是正常的；胆道闭锁可以出现局部的囊肿，但都较小，肝门结构会出现紊乱，无正常的解剖结构。总之，在鉴别中需要有丰富的临床经验的胎儿胆道系统疾病专业的专家进行风险评估。

　　胎儿胆总管囊肿的生后治疗均以手术治疗为主，传统的手术以开腹的空肠代胆道术为主，随着腔镜技术的发展，现在基本以微创手术为主，手术治愈率可达99%。手术年龄也越做越小，一般在胎儿出生后的半年左右手术最佳，手术后的生活质量与正常孩子一样。

七、胎儿消化道重复畸形

胎儿消化道重复畸形是指在胚胎发育过程中，胎儿消化道的某一部分呈现囊状或管状的重复消化道结构。重复畸形可以发生在消化道的任何部位，以小肠最多，特别是末端回肠和回盲部。从胚胎学角度可以将肠重复畸形分为前肠、中肠和后肠的重复畸形。前肠重复畸形主要包括食道、胃、十二指肠的起始部分以及咽、肝、胰腺、下呼吸道等；中肠重复畸形包括十二指肠的第二部分及远端的空肠、回肠、盲肠、结肠等；后肠重复畸形包括横结肠远端、降结肠、直肠肛门等。

重复畸形的形态学分类包括囊肿型和管状型，其结构类同，都有成熟肠管的结构和血供，但与正常的肠管多不连续。囊肿型较管状型多见，约占80%，为圆形或卵圆形，大小不一。而管状型呈长条形，短的几厘米，长的可达几十厘米，二者在形态上可以区别，但在宫内尚需要与其他囊性占位做鉴别。

产前超声检查是以消化道发育的轴线上所见到的囊性结构描述为主，通常在怀孕20周后，超声对胎儿囊性占位是最敏感的，可见到明确的体内消化道轴线上的囊性结构，单个、孤立的无回声区，边界清楚。通过多普勒超声检查，可发现囊性结构中间无血流，边缘可见散在血流分布。在头颈部可见到囊性结构与颈部血管和气管等相邻，部分需要确定是否有气管的压迫，判断是否需要产时处理；胸部的囊性结构首先需要排除肺的发育异常，其次还要排除纵隔的常见肿瘤；胃和十二指肠重复畸形需要确定是否有双泡征，需要与十二指肠梗阻做鉴别，胃重复畸形在超声上表现为在胎儿右上腹存在一个具有蠕动功能的囊性包块；小肠重复畸形最常见，所以需要重点考虑腹腔内的囊性占位，首选诊断肠重复畸形；结肠、直肠重复畸形相对少见，但在超声下见到单纯孤立的囊性占位，需要结合临床特征进行分析。大多数腹部重复畸形较少出现羊水过多的现象，但当重复畸形较大并产生压迫时，或部位发生在大血管旁时，可出现羊水过多的现象。可以根据影像症状做出诊断。

　　重复畸形一般均为良性病灶，不出现临床症状，出生后可择期通过完全微创或脐轮小切口手术解决（图3-2）。

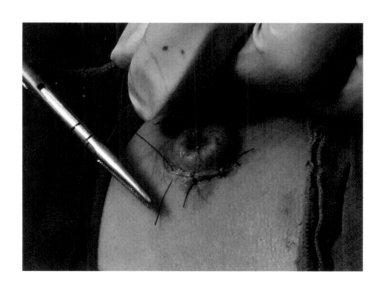

图3-2　微创小切口在脐轮处的隐蔽处理（见附图2）

八、胎儿卵巢囊肿

　　胎儿卵巢囊肿是良性的，其发生的确切原因目前尚不清楚，一般认为是胎儿滤泡刺激激素、母体雌二醇、胎盘绒毛膜促性腺激素和不成熟的下丘脑—脑垂体—卵巢轴联合作用的结果。卵巢囊肿来源于卵巢、卵泡。卵泡发育主要的刺激因子是胎儿脑垂体分泌的促卵泡生成素（FSH），母亲的雌激素和胎盘绒毛膜促性腺激素等都可促进胎儿卵泡的生长。胎儿初级卵泡最早在怀孕 20 周出现，成熟卵泡在 28 周后首次出现。胎儿出生后，体内的雌激素和胎盘绒毛膜促性腺激素水平急剧下降，下丘脑—脑垂体—卵巢轴抑制 FSH 合成，使 FSH 水平下降。分娩后由于激素水平下降，发生于胎儿时期的卵巢囊肿往往可以自限性消退。然而，由于婴儿的 FSH 水平继续维持直到性腺机制的成熟，所以卵巢囊肿在出生后三个月可能继续扩大。

临床上卵巢囊肿依据 Nussbaum 分型法分为两种：单纯型和复杂型。检查中若发现胎儿腹部或盆腔内有圆形、均一性的无回声的囊肿，为单纯型即无并发症型；若回声强弱不等，有分隔，出现有回声的壁，有液体与碎片的界面、回缩块等，为复杂型即有并发症型。这种分类有助于临床医生对囊肿大体形态做出诊断和鉴别诊断，为预后的分析提供相应的依据。卵巢囊肿根据病理类型可分为生殖细胞瘤和非生殖细胞瘤。生殖细胞瘤包括无性细胞瘤、内胚窦瘤、畸胎瘤；非生殖细胞瘤包括上皮性瘤和性索瘤。生殖细胞瘤占 2/3 左右。此种分型是临床的主要病理诊断，是对疾病的最终认识。

卵巢囊肿还可分为无回声型和混合回声型。无回声型囊肿壁薄、光滑，囊内透声好，后方有回声增强效应。混合回声型囊肿壁较厚，囊内呈高密度的沉渣、结节、团块、索条、分隔等混合性回声，此型多合并囊肿扭转、囊内出血等。也有人提出"子囊"为卵巢囊肿的特有超声征象，内部有"子囊"回声的囊肿是卵巢囊肿蒂扭转准确的超声诊断证据。

成熟卵泡中也可以有小囊肿，但产前超声检查不易发现，病理性、生理性囊肿和成熟卵泡的区别仅在于其大小。胎儿卵巢囊肿大于 2cm 考虑为病理性的，而小于 2cm 通常认为是生理性的。若发现女性胎儿出现腹部囊肿，排除正常的腹部囊性占位如胃、膀胱等，就需要考虑卵巢囊肿，并需要与诸多腹部囊性占位做鉴别。

大部分的囊肿都不需要干预，生后多可自行消失，部分大于 5cm 以上的需要判断是否有囊肿蒂扭转，并要在生后进行早期干预。

胎儿出生后可在任何时候进行手术治疗，通过脐轮的微创小切口即可完成手术（图 3 - 3），效果和预后都较理想。

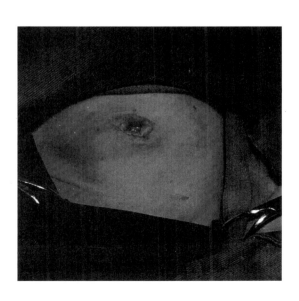

图 3 - 3　脐轮半环状切口

九、胎儿腹裂

胎儿腹裂是相对少见的先天性腹壁发育畸形。胎儿腹裂与脐膨出类似，是由于胚胎早期形成腹壁的两个侧襞中有一个发育不全，导致腹壁裂开，腹腔内容物脱出体外的严重畸形，是一种危及胎儿生命的严重疾病。早期胎儿腹裂的治愈率很低，病死率常常高达 80% ~ 90%。近年来，随着产前诊断技术的普及，围产管理水平的提高，新生儿转运的发展，手术方式的不断改进以及围手术期处理水平的提高（包括全胃肠外营养和机械通气的应用，重症监护和新生儿护理技术的提高），该病的治愈率明显提高。近年来有文献报道腹裂畸形的死亡率小于 10%，成活率达 91%，因此腹裂的预后良好。

胎儿腹裂的病理特点主要是通过紧邻脐根部的腹壁缺损处可见右侧纵向腹壁裂开的 2 ~ 3cm 的突出体腔外的肠管，脐带是正常居中的，由于是原肠，所以较短，常常是腹腔中较游离的器官，包括从胃到乙状结肠等，空肠、回肠与结肠之间往往分界不清，肠管长度也不够长。除肠管突出外，尚可有胃、卵巢、输卵管膨出而肝脏却没有膨出。与脐膨出不同的是，肠管没有羊膜囊或腹膜囊包被，由于长期浸泡在羊水内，肠管发育肥大、水肿和肥厚，肠管表面有一层炎性、淡黄色的纤维素性假膜。大约 50% 的患有腹裂的胎儿在产前都有生长迟缓的现象，究其原因可能是子宫血流量减少、营养水平下降等造成。但是胎儿出生后生长迟缓的只占 24%，这可能是因为产前超声检查所测胎儿腹周径明显较实际小，导致过高地估算了生长迟缓的发生率。因此胎儿生长迟缓，并不影响胎儿出生后的发育。

孕早期超声诊断胎儿腹裂有一定的困难，因为此时中肠疝入脐带部位是正常的生理过程。超声检查应在怀孕 14 周开始进行，因为怀孕 11 周肠管才完全进入腹腔，随着中肠旋转逐渐进入腹腔，任何致畸的因素都可能导致这个过程的停滞。一般怀孕 14 周才能通过超声形态学改变判断胎儿腹裂，同时还要考虑孕周估计不准的因素。有报道称诊断胎儿腹裂最早的孕周为 12 周 3 天。

胎儿腹裂超声影像的特征是正常脐带插入部位的右侧腹壁缺损，直径 2~3cm，可有数量不等的肠管经缺损部位膨出后漂浮于羊水中。通常胎儿腹腔容量因没有肠内容而较小，而突出的内容物可以大得不成比例。若合并有肠管发育不良，如肠闭锁等，可出现羊水过多或肠管扩张。超声检查医生需要对腹裂的临床有直观的认识。

由于有了产前诊断，胎儿腹裂可以选择在出生后的 6 小时内进行非手术、无麻醉下的肠管复位手法治疗（图 3 - 4），此方法我在临床上已经实践多年，效果确实比较理想，可以一期治愈。传统治疗多以手术为主，但要注意出生后的防感染处理，出生后的无菌包扎和转运都有一定的风险，需要特别强调。

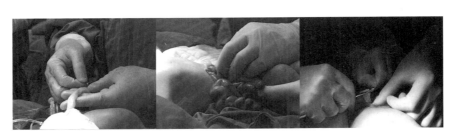

图 3 - 4　肠管复位手法治疗（见附图 3）

十、胎儿脐膨出

胎儿脐膨出是指胎儿先天性腹壁发育不全，在脐带周围形成腹壁缺损，导致腹腔内脏脱出的胎儿畸形。膨出的包块表面覆盖有半透明的无血管膜，由外层的羊膜和内层的腹膜及中间的结缔组织胶组成。胎儿脐膨出的发病率为 1/10 000 ~ 1/5 000，男女比例为 3 : 2。临床上将直径小于 5cm 者定义为小型脐膨出，大于或等于 5cm 者定义为巨大脐膨出。该病常合并染色体异常或其他重大器官畸形，胎儿期死亡率较高。单纯小型脐膨出预后良好，复杂性巨大脐膨出的预后则取决于胎儿合并畸形和并发症的处理。

胚胎第 6 ~ 10 周，肠管及其他内脏器官暂时被牵引到脐带中，造成生理暂时性脐疝。第 10 周后，腹腔容积迅速扩大，腹壁皮肤与肌肉从背侧向腹侧迅速生长，中肠和腹腔脏器再回纳腹腔。第 12 周时，中肠完成正常的旋转，同时腹壁在中央汇合形成脐环。如果腹壁在上述胚胎发育过程中受到某些因素的影响，体腔关闭过程中的某个环节发生障碍，组成体腔的 4 个皱襞的某个部位的发育受到抑制，就会产生相应的内脏膨出畸形，如头襞发育缺陷：脐膨出、膈疝胸骨缺损及异位心；侧襞发育缺陷：脐膨出、腹裂；尾襞发育缺陷：脐膨出、膀胱外翻、小肠膀胱裂、肛门直肠闭锁等。

胎儿脐膨出最早在怀孕 10 ~ 12 周时可经超声检查做出诊断。其超声声像图表现为前腹壁中线脐根部皮肤强回声连续性中断、缺损，并可见一个向外膨出的包块；包块内容依缺损大小而不同，缺损小者包块内仅含肠管等器官，缺损大者常伴有肝脏膨出，甚至有文献报道双侧肾脏及肾上腺膨出。动态观察下膨出内容多为静止状态，偶有肠管蠕动或进入腹腔内。包块表面覆盖羊膜，表现为线状强回声，脐带附着于包块表面。透过囊膜可以清楚地看到脐动静脉。明确诊断为脐膨出者，超声检查应记录脐膨出的大小、内容物、脐带与疝囊的相对位置，以及羊包膜是否完整等情况。小型脐膨出与巨大脐膨出的预后有明确的差异，需要在产前做出鉴别。有 60% ~ 80% 的胎儿脐膨出合并有其他畸形，主要包括心脏、肾脏、胃肠道、面部、肢体等的畸形，故应注意仔细检查胎儿的全身情况。

Beckwith - Wiedemann 综合征、Cantrell 五联征等都是脐膨出合并多种畸形的典型病例，超声检查考虑脐膨出时，需要注意有关综合征的诊断特征，如合并面唇部、耳朵的异常。出现巨体、巨舌等需要考虑 Beckwith - Wiedemann 综合征，出现心脏外露、心脏结构异常等需要考虑 Cantrell 五联征。此外，由于患有脐膨出的胎儿容易出现早产及宫内生长受限的情况，也有部分出现羊水过多，所以需要超声定期监测。

胎儿脐膨出的治疗，尤其是巨大脐膨出的治疗主要以保守治疗为主，即胎儿出生后进行无菌操作下的加压悬吊（图 3 - 5），治愈率为 98%，传统治疗仍然是手术。

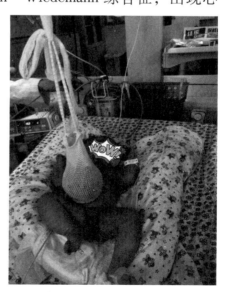

图 3 - 5　脐膨出保守治疗：加压悬吊（见附图 4）

第四篇　胎儿消化系统疾病当前存在的问题

● 尽管前面已经将胎儿消化系统疾病的有关问答进行了分析和总结，但实质上我们对胎儿消化系统疾病问题知之甚少。尚有许多问题没有办法解决或根本就无法了解，当然也是因为受到我们现有的社会环境和各种行政管理的约束。下面所提出的问题仍然需要得到重视，并需要我们想办法解决。

一、有关胎儿消化系统疾病的医学伦理问题

由于接诊胎儿消化系统疾病的医生大部分是小儿外科或新生儿外科医生，所以妈妈们经常要面临医生提出的引产问题，这是为了保护母亲的安全。消化系统疾病有一定的胎儿死亡风险，且以往的经验和认识并不适合解释现阶段胎儿消化系统疾病的诊断和治疗，为了避免医患矛盾，医生多会提出对自身具有保护倾向的建议。但医生在决定继续妊娠或引产之前，需充分评估胎儿消化系统的功能和疾病的严重程度，结合各个妈妈的自身背景和条件，慎重选择。

胎儿消化系统疾病从伦理上可以确定妈妈是安全的，整个孕期过程中，不会因胎儿消化系统疾病导致妈妈的身体出现问题。在对胎儿消化系统疾病进行风险评估时，除了对疾病本身的轻重程度进行评估，还需要评估胎儿出生后的治疗风险。若确定继续妊娠，需要进入围产期的管理及监护。

对于产前诊断医生和胎儿专家来说，让胎儿的父母充分了解和认识胎儿消化系统疾病的风险和未来经历的医疗路程，如实地告知胎儿的真实情况和出生后可能需要面对的各种问题，是胎儿医学伦理必须完成的步骤。当前的医疗架构，很少有产科医生或产前诊断医生对胎儿消化系统疾病做出准确的全面分析和判断，而小儿外科医生往往只能说胎儿出生后可以治疗，由于自身的局限，不能对从胎儿到新生儿的整体进程进行评估和解读，导致救治率下降。这同时也凸显了我国现有的医疗法律和法规的不规范，导致医生做出有违医学伦理的决定，希望能引起大家的重视。当前的胎儿多学科会诊是解决现有矛盾的

一个方面，但由于相关各专业的分割，最后确诊和决定胎儿去留的专业意见并不会由以小儿外科见长的胎儿专家做出，这导致了家长在选择上的困难。

从临床经验可以了解到，大部分患有消化系统疾病的胎儿都是无须引产的，但在当前我国的医院架构中，被动引产现象仍然普遍存在。不管孕周大小，只要发现胎儿消化系统疾病，引产就是必然选择，这显然不符合医学伦理，父母的意见也没有得到充分的尊重。医生应该让父母充分了解胎儿消化系统疾病后，根据各个家庭的背景和对胎儿的期望等，由父母自己做出选择，这需要大家提高认识。希望胎儿是在正确的医疗背景下，得到专业的贯穿人文、伦理的诊治，从而杜绝没有专业医生指导的引产选择。

对于一个信息完全不对称的妈妈来说，需要从众多的医生意见中选择正确的，本身就是一个难题，这也是本书希望达到的目的——帮助妈妈做出正确的选择。希望全社会包括医生和家长们都能从伦理方面多为胎儿、为家庭构建一个人性化的大环境，不要错失任何一次选择生命的机会。

二、关于胎儿消化系统疾病的引产问题

遵循大部分患有消化系统疾病的胎儿一般不需要引产的原则，但需在专业的指导下进行评估和管理。当产前超声发现可疑胎儿消化系统疾病后，需要在当地的三级产前诊断单位确诊，即需要在有资质的医院，如省级人民医院或保健院等进行两次以上的超声确诊。针对胎儿消化系统疾病的转归，需要对胎儿进行风险评估，采取考虑母亲安全和胎儿利益最大化的临

床处理原则来解决问题，这不仅仅是以某个专科的意见为主导，而是需要完全摆脱某个专科的角度，以胎儿为中心来进行临床判断和处理。评估的内容包括：首先，明确是否有胎儿消化系统疾病，并且明确胎儿消化系统疾病的位置以及性质，同时明确是否合并有其他先天性异常；其次，对明确为胎儿消化系统疾病的进行严重程度评估，并判断预后（根据发现时的孕周、梗阻部位、羊水指数等检查指标综合判断）。

当前全国各大医疗中心都设有胎儿医学多学科中心，但它们在胎儿消化系统疾病的评估和处理上往往并不能给予准确的意见，这需要认真对待并引起重视。我院的经验和我自己的体会已经充分证实，患消化系统疾病的胎儿的经历是安全的。由于胎儿医学多学科中心对胎儿消化系统疾病给予的意见不统一，不能准确判断胎儿消化系统疾病实际的情况，而最终导致引产。所以在此叮嘱胎儿父母，引产只是最后的选择，毕竟胎儿已经成形，生命的脚步才刚刚开始。

胎儿消化系统疾病在遗传学筛查中有少于30%的遗传学风险，若确诊有遗传异常，胎儿父母需要根据遗传专家的意见做出决定。

大多数父母由于缺乏相关的知识，常常对胎儿疾病过度担忧。有时非专业人员的意见或一些固有的传统意见，或者是医生的非专业的引导，会让父母产生巨大压力，对胎儿出生后的成长产生不确定性，而最终选择引产，这都是不必要的。以往的医学模式和胎儿长期的固有流程都会造成父母在选择上的错误判断，这需要十分小心和慎重。

三、多学科评估的风险

在所有胎儿疾病的产前诊断和进程中，最重要的就是需要进行风险评估，而由于胎儿医学专业是继母胎医学和围产医学发展起来的亚专科，尚无形成专业的体系，在风险评估中需要依赖医学多学科的专业知识，尤其是小儿外科的全科知识进行综合评价。正是由于胎儿医学专业发展的特点和所处的初期阶段，对胎儿评估存在着潜在风险，而在胎儿消化系统疾病的风险评估中，也同样存在多学科评估风险。

胎儿消化系统疾病本身的风险相对于其他系统要小，但有几个方面需要引起重视：①有些疾病虽然发病部位位于消化系统，却是综合征的一个表现，如 VACTER 综合征，它可以是肛门直肠畸形的表现，也可以是心脏、脊柱、肢体等的缺陷；②原发疾病导致或可能导致全身水肿或全身性的病理改变，如原发性的腹水、重度胎粪性腹膜炎等；③原发疾病可以导致早产风险，如腹裂等可以引发早产，在产前需要较早地做好宫内转运和准备，为及时的救治提供可靠的保障；④诊断水平的局限可导致误诊或预见性不强，未能提供产前、产时及出生后的及时干预，如胎儿消化道梗阻可出现羊水过多的现象，而胎儿出生后的瞬间需要对其口腔、上消化道进行专业的清洁处理，防止吸入性肺炎或窒息，需要在产时和产后进行呼吸和消化道管理。

因为多学科可以从更多的专业角度进行分析和判断，这对于深化问题的专业程度和细化孕期管理流程都是必需的，但同时也存在着没有主要意见或无法形成统一的处理意见的不足。

由于众多专家的意见不统一，导致父母在选择胎儿的去留时难以决断，这种选择是痛苦的，也是不科学的、不人性化的。为此我不断系统地学习产科、儿科的专业知识，并充分结合自身数十年的小儿外科临床经验和实践，对胎儿疾病特别是胎儿消化系统疾病进行全面、专业的评估。让胎儿在一个平台上进行全面的评估，可以一站式解决问题，但是个人的意见有时缺乏全面性，评价的疾病内容也受局限。

当前能够系统、全面评估胎儿消化系统疾病的专家尚不多，因此父母可咨询小儿普外科专家或小儿外科专家的意见，再结合产前诊断专家的意见做出判断。有条件成立胎儿医学多学科中心的医院，可以依赖胎儿医学多学科中心对胎儿情况进行评估，但在意见不统一时，一定要选择临床有经验的专家进行评估。相信不久的将来，胎儿疾病的风险评估会越来越专业，越来越系统和标准，能为宝宝的降临做出准确的判断。

四、胎儿腹部囊肿

胎儿腹部囊肿是产前诊断中较常见的临床表现之一，其可能是正常结构的变异，也可能是病理性的肿块，一般在胎儿出生后需要根据情况进行外科治疗。随着产前筛查的不断完善和普及，超声对于发现胎儿腹部囊肿的敏感性要高于其他组织结构，使胎儿腹部囊肿的检出率日益增加。由于囊肿的声像的共性，导致超声不能完全明确囊肿的来源及病理诊断，需要有大量的临床经验来对各种胎儿腹部囊肿进行诊断和鉴别诊断。胎儿腹腔的结构内容较多也较复杂，是消化系统和泌尿系统的主要区域，包含肠管和泌尿系管道，同时还有肝肾等主要脏器。

胎儿腹腔正常的囊性结构有左上腹的胃泡、右上腹的胆囊和下腹正中的膀胱。根据胎儿超声影像学诊断标准，并按胎儿腹部的解剖部位，可将胎儿腹部囊肿分为以下5种情况：

（1）右上腹的囊性占位主要考虑的是肝胆来源，有肝脏内的囊性占位如肝囊肿或肝肿瘤，以及肝门区的囊性占位如胆总管囊肿或胆道闭锁等。

（2）中腹部的囊性占位为消化道来源，主要是胎儿腹部肠管的扩张，小肠扩张达7mm或结肠扩张达22mm则考虑有临床诊断意义，常见的有肠闭锁、肠囊肿或胎粪性腹膜炎等。

（3）中腹部腹膜后囊性占位主要是肾脏及肾上腺区域来源，该区域发生占位的囊肿的概率较高，除了肾脏本身的囊性占位外，肾上腺及周边的囊性占位也具有较明确的超声影像特征，如多囊性肾发育不良、膈肌下隔离肺、肾上腺的肿瘤等。

（4）下腹部腹膜后明确的泌尿系来源的囊性占位，如肾积水，肾集合系统扩张超过10mm即可确诊，大于20mm则考虑重度肾积水，同时还要根据超声描述判断是否有肾皮质的变薄、肾盏的扩张、输尿管的扩张等。对于输尿管扩张需要描述其扩张的直径，是否有膀胱输尿管返流，是否有双侧肾积水等；巨膀胱的扩张需要明确是否为后尿道瓣膜等。

（5）下腹部盆腔生殖系统的囊性占位主要是女性的卵巢囊肿，超声表现为腹部或盆腔有巨大囊肿，超声下无回声，间或有间隔，边缘可见少量血流。因囊肿的位置可以发生改变，所以要注意在宫内发生蒂扭转的可能。

对于胎儿腹部囊肿，除了通过超声检查获取诊断信息外，还可以通过MRI检查对诊断进行补充和完善。对于性质不明或巨大的囊肿，必要时还可进行胎儿囊肿穿刺以获取更多的诊断内容。胎儿腹部囊肿通常都为良性结构，但偶也有恶性的肿瘤以囊性的表现形式出现，如神经母细胞瘤。

对于性质不明的囊肿占位，直径大于 5cm 的，可选择在超声引导下穿刺进行诊断性治疗，但临床应用只在有条件的产前诊断医疗中心。前提是占位为良性的。

五、胎儿肾上腺区域肿块

胎儿肾上腺区域肿块包含的内容很广，但有两个前提：一是在肾上腺区域，二是肿块。

胎儿时期，腹膜后的器官多是由胚胎的外胚层发育而来。肾上腺是在人体双侧肾脏上方，呈倒三角形，超声显示为边界清楚的低回声影像，一般在怀孕 24 周后可以清楚显示。而在肾上腺区域可以有很多其他的正常器官，包括肾脏，肾周脂肪，左侧的胃、脾、腹主动脉等，右侧的肝胆、门静脉和下腔静脉等。

由于超声筛查的进步，很多医院都可以在超声检查中发现胎儿肾上腺区域肿块，包括肾脏本身的囊性或实性肿块、膈肌下隔离肺、肾上腺肿瘤等，其中膈肌下隔离肺最常见，约占 70%；其次是肾上腺肿瘤，有良性的畸胎瘤、良性的神经节细胞瘤等，而恶性的肾上腺肿瘤最多见就是神经母细胞瘤，还有肾母细胞瘤、恶性中胚叶肾瘤等。

通常多在怀孕 24 周后通过超声检查发现肾上腺区域肿块，超声可以显示肿块的大小，一般范围多为 20 ~ 30mm，当发现肿块短时间内生长超过 30mm 时提示肿块生长速度较快，需要密切观察变化，并需要从恶性的角度去分析判断。超声下可以见到的肾上腺区域肿块可能和肾上腺相关，也可能和肾上腺无关。膈肌下隔离肺在超声下多表现为膈肌下方的肾上腺旁高回声声影，显著的特征是可以见到腹主动脉的供血血管进入肿块，一般肿块紧贴膈肌角，偶有向膈肌上方凸起，通过 MRI 检查可以较好地做鉴别诊断。胎儿肾上腺神经母细胞瘤尽管是恶性的，但在胚胎期间生长和发育较缓慢，且多不具备恶性肿瘤的侵犯性，超声下可以是低回声或混合回声的肿块，但边界往往不清，或随着胎儿的生长快速增大，对周边的组织有破坏作用，肾上腺本身结构不清或已经破坏，通过 MRI 检查可以进行鉴别诊断，但确诊需要最终病理的诊断，这在胎儿期间只能依靠临床经验进行鉴别。

大多数肾上腺区域肿块在孕期生长都较缓慢，所以在宫内多无风险，胎儿出生后在短期也不会出现生命危险，所以孕妇一般可正常待产，胎儿出生后需要尽早做 CT 或 MRI 检查确定肿块性质。无特殊原因下孕妇正常分娩，无须选择剖腹产。

胎儿出生后原则上应尽量在早期通过手术切除肿块，现在的新生儿外科技术已经很成熟了，治疗的风险也相对较小，关键是肿块的性质决定预后的效果。我经手的数十例病例的预后都是良好的，即使是恶性肿瘤，手术后的随访发现患儿的生活质量基本与正常人一样，无须化疗。当前的新生儿微创手术也已经成熟，腔镜下的手术为未来的胎儿疾病的治疗提供了更多的空间和想象。

六、胎儿水肿及腹水

胎儿水肿可以是胸腔积液、腹腔积液（即腹水）、心包积液、头皮及全身皮肤水肿，根据胎儿水肿的定义，两个以上的部位出现水肿方可定义为胎儿水肿。引起胎儿水肿的原因有很多。在整个胎儿水肿疾病中，引起水肿的胎儿消化系统疾病并不多，多为常见的全身疾病导致的胎儿腹水，所以本节重点讨论胎儿腹腔积液问题。

正常的胎儿腹腔内会有少量的液体，但超声检查时并不能显示，少量的腹水可以在肝隐窝、肾窝见到，但不构成对胎儿的生长发育的限制。胎儿出生后腹水自然得到缓解，当腹水厚度超过 30mm 时就有临床意义。成人患肝病时产生的腹水可以有几千毫升，但都能耐受，所以当胎儿腹水最大厚度大于 50mm 时才有临床干预的意义。超声检查可以通过让孕妇变换体位寻找胎儿腹水的最大径线进行测量。胎儿腹水需要常规进行遗传学检查，出现相关染色体异常的概率为 7% ~ 11%，但临床上需要有专业的遗传专家进行判断。对于大于 50mm 厚度的腹水可考虑宫内的胎儿穿刺减压治疗，但最大厚度不超过 100mm 的，原则上都不需要穿刺处理。产前为了明确诊断可以进行诊断性穿刺，同时减压放液，有条件的还可以放置 pig-tail 管（一般称"双 J 管"），但有一定的诱发早产的风险。不具备条件的可以选择动态观察，定期检查判断病情进展。严重者也可在怀孕 32 周后实施计划性早产，通过剖腹产或水囊诱发早产分娩，胎儿出生后实施腹水的引流术。考虑孕晚期有早产的风险，可在 32 周后给予激素治疗，促进胎儿的肺发育，为早产提前做好准备。

由于涉及产前到出生时的衔接管理，所以需要强调从胎儿到新生儿的一体化无缝衔接。

胎儿水肿的症状在离开母体后即可得到缓解，这是因为从胎儿到胎盘的循环路径被阻断，胎儿的液体循环调整为新生儿的循环，改变了水的代谢。胎儿出生后肺开始呼吸，当肺泡迅速打开的时候，肺的血管床得到释放，大量的血液进入肺内，血压下降，此时循环的液体减少，全身水肿随即得到改善。因此对于宫内胎儿水肿或腹水量较大者，一旦出现宫内窘迫、脐血流阻力异常时，就需要考虑计划性早产，在胎儿出生后进行治疗。

胎儿出生后的腹水治疗较简单，由于离开母体，新生儿的水分自然丢失，采取限水和促进排泄等方法，必要时可进行腹腔穿刺或引流等，症状均可得到缓解。出生后的检查仍需积极地寻找原因，若腹水以淋巴液为主或是明显乳糜样内容，则需诊断为乳糜腹，治疗和禁食时间较长，开始进食前需要用短肽或水解蛋白奶粉继续治疗一段时间后才可转为正常饮食。而腹水为渗出液时，治疗周期较短，7～10天即可恢复正常。

胎儿腹水总的预后良好，尤其是单纯的腹水。但有一种情况需要鉴别，那就是胎儿胎粪性腹膜炎，它可以表现为腹腔内有积液，但特点是局限在腹腔内，可伴有钙化灶和肠管扩张，积液可在多个部位显示，而一般的腹水多在腹壁下显示，液体可以在腹腔内游走，二者的鉴别诊断并不困难。

根据以往的处理经验，当发现胎儿腹水时多被劝以引产，因为腹水特别是合并胎儿水肿，在产科就已经被定义为有问题的胎儿，且认为多有染色体异常。即使染色体没有问题，也认为这类孩子出生后的生活质量会受影响。但这些均是基于以往的经验和认识理解胎儿腹水，而实际上通过治疗，胎儿腹水的预后良好，这一方面希望相关医生和家长都要重新认识。

七、胎儿胆道闭锁

关于胎儿胆道闭锁的研究是近几年随着超声影像学的进步而开始的，但其尚未有诊断的标准，也没有准确的诊疗流程。但因为胆道闭锁是一个较严重的疾病，所以在胎儿期尽早发现是关键。

正常胚胎的肝胆系统在怀孕 4 周就已形成，但在形成过程中受外部干扰因素影响，可以导致胆管系统发育障碍，导致肝内或肝外胆管闭锁，胎儿出生后因为消化道没有胆汁的排出，出现大便呈白色陶土样；而由于胆汁的淤积，肝脏呈现肝硬化，最终导致门静脉高压、消化道大出血、肝功能衰竭。造成胆道闭锁的原因并不清楚，传统理论认为是先天性的，也就是在胚胎期发生的。而最新证据认为，胆管有明确的感染痕迹，推测与胆道系统出现感染有关。因此，胆道闭锁的原因可能是后天性的或继发性的。

正常情况下，在 24 周大排畸时是可以看到胎儿的胆囊的，如果胆囊增大或变小甚至看不到就需要加以警惕，但并不能说明临床有问题或有疾病，需要重视胆道的变化，尤其是没有见到胆囊的，需要高度重视有可能发生胆道闭锁。胎儿胆道闭锁的超声影像特点如下：①超声未见胆囊或胆囊较小；②超声发现肝门区囊肿，囊肿成规则的类圆形，边界清，边缘光滑，张力较高，这多为 I 型胆道闭锁，需要与胆总管囊肿做鉴别；③超声下动态观察囊肿均无明显变化。孕妇产前可以选择检查致畸五项，寻找可能的感染因素，动态观察是必需的，但医生不能因为没有看到胆囊而据此做出胆道闭锁的诊断。产前超声下若胆囊不显示，需要注意肝门处的解剖结构是否出现紊乱。对患有胆道闭锁的新生儿进行检查时可以见到肝门呈典型的三角形纤维块，但其敏感性并不高，与检查医生的经验和临床理解关系密切。目前胆道闭锁尚无可靠的胎儿期诊断标准，因此在怀疑和做出诊断时需要特别慎重。

当前胎儿胆道闭锁主要还是依靠出生后的新生儿期出现黄疸和最终的腹腔镜探查、造影而确诊，胆道闭锁预后不良。新生儿胆道闭锁也有如下特征：①患有胆道闭锁的新生儿全部发生黄疸且时间早，进行性加重，肝功能损害重；②生后囊肿无明显增大，但如出现黄疸和肝功能损害，多伴有囊肿的快速增大；③术中可见肝内胆管发育不良，囊肿型胆道闭锁的囊肿远端完全闭锁，造影剂不能进入十二指肠。一般要求在胎儿出生后的60天内做出诊断，并在此期内尽早手术探查并选择做葛西手术。葛西手术是利用肠道代胆道技术，它能缓解部分的胆汁瘀积，延长患儿的生存时间，但胆道闭锁最终需要依赖肝移植来根治。近年来，全国的移植外科得到了很好的发展，各地中心城市都开展了小儿胆道闭锁的肝移植。小儿肝移植较成人肝移植有明显的优势，小儿胆道闭锁是先天性的发育性疾病，身体的整体情况良好，移植后的生存效果良好，且只需要移植半个肝就可以了，因此可选择亲人的肝进行亲体肝移植。而成人胆道闭锁的原发病多为肝癌或肝硬化，病程较长，身体整体状况较差，需要全肝移植，移植后的临床效果不如小儿。

总之，胎儿胆道闭锁能够在产前确诊目前尚是一种理想，当前的手段和技术尚不能达到目的，但希望孕妇能在产前获得更多的信息，早发现，早治疗。

八、胎儿新生儿的一体化无缝衔接（一体化管理）

这个话题前面已经介绍了，之所以还要讨论，是因为到目前为止，我们国家在胎儿疾病的处理方面尚未形成体系，各家医院仍然是按照传统模式解决胎儿问题，即孕妇在产科就诊，医生进行产前诊断和评估，有问题就让孕妇去相关科室检查和咨询，但最终都无法得出一个准确的答案。至于现在的围产和母胎医学都只能解决部分胎儿问题，而无法进行整体的胎儿管理和诊治。胎儿医学涉及多个学科和部门，因此胎儿新生儿的一体化无缝衔接十分重要，但在现有体系下十分困难。孕妇十月怀胎，在这个过程中发现胎儿有问题却无法及时得到救治，功亏一篑，而这往往并不是因为医生不努力，而是结构和体系的不完善造成的。

在胎儿消化系统疾病的一体化管理中，需要特别重视的问题是羊水过多。大部分妈妈们都知道胎儿消化道梗阻会导致羊水过多，尤其是在孕晚期，当羊水过多刺激子宫，会导致早产，所以需要针对这一现象提前做好准备。一体化管理的重点是在管理体系上发挥作用，因为各专科的能力都是具备的，而在各科之间如何衔接一直是现有医院体系中不完善的部分，强调一体化管理，就是需要产科、儿科的联动，需要在胎儿出生之前做好相应的预案。通过一体化管理，降低新生儿死亡率，提高救治率。羊水过多会导致羊水吸入，尤其是宫内缺氧可导致胎儿胎粪在羊膜腔内排出，而且会使吸入的压力增加，所以医生需要在孕妇分娩的同时做好处理，主动将胎儿的气道、食道、胃内潴留的羊水吸净，减少羊水吸入气道的风险，降低新生儿吸入性肺炎的并发症。虽然医院有相应的部门协调处理胎儿问题，但因为没有强调一体化的认识，处理上的力度往往不够，发生并发症的概率仍然较高。这就是一体化管理的意义所在。

其实大家都明白一体化管理的好处，但在具体实施时，由于现有的体系导致各专业人员分属不同的部门，往往无法统一执行从胎儿到新生儿的转变流程，这是当前极需要改善和调整的。但因涉及行政管理，往往需要经历较长的调研过程。

九、微创技术在胎儿消化系统疾病的应用

继小儿腹腔镜技术应用于先天性幽门肥厚成功之后，小儿微创技术相继被成功应用于先天巨结肠、肛门直肠畸形、十二指肠梗阻、肠闭锁、肠旋转不全、胆总管囊肿、胆道闭锁等，至今已普及开展。其中应用于胎儿消化系统疾病的微创手术占绝大多数，因此在诊断出胎儿消化系统疾病后在考虑出生后的治疗时，都应该常规考虑微创手术，其治疗效果都优于传统的开放手术。但选择微创手术的前提是操作者需要有专业的小儿腔镜技术和实践，尤其是刚刚开展小儿腔镜技术的单位需要有一条成长的学习曲线。通常如果医生没有40例以上的单病种练习和实践往往达不到通过微创手术解决问题的能力，父母需要慎重选择。

胎儿消化系统疾病的微创手术实施的另一个重要因素是微创器械的准备。小儿外科手术的器械大多从成人外科手术的机械衍变而来，都是将成人外科手术的器械改变为小一个号的，

但也有通用的，如5mm的镜子即可以用于成人外科手术，也可以用于小儿外科手术。而对于新生儿外科手术，最好选用3mm的镜子和2mm或3mm的操作钳，以适应新生儿外科的微创需求。如果器械的要求达不到新生儿外科手术的要求，则事倍功半，不如采用传统的开放手术。因为每一个医生只有用自己最熟悉的方法才能使患儿获得最大的收益。

微创手术在新生儿期实施的另一个重要因素是新生儿麻醉，这也是作为家长必须要了解的。由于新生儿体重轻，特别是早产儿，体重更轻，这就需要麻醉师十分小心地实施呼吸和血管的麻醉管理，而微创时的体位、腔镜的气体压力、呼吸机的参数管理等都直接影响微创手术能否顺利开展。因此小儿外科微创手术在胎儿消化系统疾病的应用方面尚有更多的空间和领域需要开拓。

十、新生儿消化道二次手术问题

新生儿消化道二次手术问题是一个常见问题，家长都不希望自己的孩子手术后还需要再手术，而医生也同样希望不需要二次手术，但临床实际中二次手术是无法避免的，有时也是最佳选择。一般在新生儿期行首次手术，在三个月至半年后行二次根治术。患儿需要二次手术通常包括两种情况，一种是疾病是先天性的，新生儿期不允许手术时间太长，手术无法将疾病彻底根除，为了避免手术风险，降低新生儿死亡率，手术解决主要的外科问题后，通过体液的管理和调整稳定新生儿的生命体征，使治疗风险处在可管控范围内。第二种是由于治疗的局限使手术未完全达到目的，或手术后出现手术并发症，如消化道梗阻等。由于并发症导致二次手术的概率为 2% ~ 3% 。

　　胎儿消化系统疾病一般在新生儿期就需要手术，如胎粪性腹膜炎肠梗阻，需要在新生儿期通过手术解除梗阻，但手术中若见到肠管由于粘连和组织坏死无法进行吻合时，就需要行近端肠管造瘘，待三个月至半年后再考虑行肠吻合，也就是说需要二次手术。这一类情况的二次手术多是一种选择性的，虽然第一次手术是急诊，但因为将风险分担给第二次手术，所以降低了第一次手术的高风险，在手术时间、小儿手术耐受及小儿的体液管理方面都优于一次完成手术。除了胎粪性腹膜炎肠梗阻外，肛门闭锁、先天巨结肠并小肠结肠炎等都可以采取二次手术治疗方案来达到治愈的目的。这种二次手术的预后通常良好，但需要家长在二次手术前协助做好患儿造瘘口的护理，勤洗勤换，使造瘘口达到二次手术的标准，即干洁、无红肿感染等。而另一种情况的二次手术通常是一种再次急诊，多因为肠吻合出现瘘或梗阻，需要再次手术解决问题，此时小儿的病情均会较重，需要家长理解和配合，并理性分析发生的原因。二次手术能否达到目的，是否需要三次手术等问题，需要找专业医生或上级专家配合会诊解决。二次手术问题有时很简单，但有时会很复杂，需要慎重考虑和认真对待。

第五篇　胎儿消化系统疾病的典型病例介绍

在我写下这真实的十个案例之前，我需要郑重地声明，我是怀着十分虔诚的心情，将我近几十年的胎儿消化系统疾病诊疗中的最经典的案例呈现给大家，每一个案例都将我步步带入到这个全新的领域——胎儿消化系统疾病的诊断和治疗中。如果所述案例对当事人有所冒犯或勾起痛苦的记忆，请给予谅解。我是真心希望用事实来告诉大家，当一个新生命即将来到这个世界的时候，即将为人父母的喜悦，对未来新生活的憧憬，整个大家庭的欢乐，都是人间最美好的画面。而当胎儿出现问题时，我们每个人由于自身的生活环境和背景的不同，由于民族和文化的不同，对生命的理解和认识也不同，给我们带来的可能是人间的悲哀甚至是痛苦。新生命的到来，是上帝的赐予，是爱情的结晶，尽管他还不会直接表达，尽管他将面临人间的磨难，但他是顽强的，是勇敢的。每一个怀有消化系统疾病胎儿的妈妈们都几乎经历了人生中的一次重大命运的抉择，尽管痛苦，但是有人尝到了苦尽甘来的幸福，而有人却不得不屈服于它。宝宝的诞生将给每一个家庭带来幸福和欢乐，他是家庭的纽带，他的结局和转归牵动着许多父母的心。命运让我有机会去捍卫新生命的生存权利，把握胎儿的命运，这是我工作的一部分，也是我生命的一部分，因为胎儿生命的救治工作已融入了我的生命，并将影响我的终生。它使我对生命的意义有了新的定义，使我成为捍卫胎儿新生命的白衣战士。不管未来的路有多少艰难困苦，我都会一如既往地走下去，同时也希望有更多的有志者能加入这个行列。除了本篇列举的这十个案例外，还有许多感人的、激动人心的案例，限于篇幅就不一一赘述。

一、胎儿十二指肠闭锁

从事小儿外科工作三十余年，尽管参与了各种小儿外科手术治疗工作，也做了数百例相关手术，但第一次认识胎儿消化系统疾病还要从十多年前说起。

十多年前的一天，在正常门诊中我接到了我院产科吴主任的电话，说有一个胎儿十二指肠闭锁的病例想找我看。虽然我有胎儿医学的概念，但之前还从来未接触过胎儿疾病的诊治，可十二指肠闭锁毕竟是我的专业诊疗范畴，因此我让患者来找我。患者来找我的时候，门诊一下子就多了几个人，都是为了肚子里的孩子来的。孕妇怀孕 6 个月，院外的产前超声检查怀疑胎儿有十二指肠梗阻，而我院的超声复查同样是这个诊断，患者希望我能提供一个明确的诊断和处理意见。虽然当时我已经开始关注胎儿发育异常的产前诊断，但对胎儿消化系统疾病的诊治和认识还是第一次。胎儿的爸爸年纪不大，妈妈是典型的广东美女，温文尔雅，不善言辞，因此是胎儿的舅舅在做主，我让他详细地讲了一下大概过程。原来胎儿在当地妇幼保健院被诊断为十二指肠梗阻，医生给出需要引产的意见。全家人都为可能失去这个宝宝而沮丧，尤其是家中还有一位 60 多岁的老母亲，原本指望抱孙子，现在却得知要引产，情绪落到极低点，连续一个星期在家中唉声叹气，全家人在一起吃饭都没了往日的生气。于是舅舅建议到广州的大医院再试一试，若大医院的医生都没有办法，也只能放弃了。我认真地研读了几份超声报告，均显示在胎儿的腹部见到典型的双泡征，这与我通过 X 线下的小儿上腹部双泡征诊断十二指肠梗阻的概念是一样的。关于新生儿外科治疗我已经处理了很多案例，且多为成功，但对胎儿十二指肠梗阻的认识应该说还只是略知一二，并不能给出太多的咨询意见，对胎儿十二指肠梗阻是否需要宫内治疗、宫内需要做何种处理和管理、出生后是否有风险及是否需要紧急手术治疗等问题还无法明确地回答，但孩子的家人的迫切希望给了我一探究竟的动力。

当时我首先想到的是应当尽量安慰孩子的家人，尽量能让他们平静下来。在他们来到我这之前，已经咨询过多个产科或产前诊断医生，心里已经承受了相当大的打击，情绪处在极度焦虑中，他们希望能在我这得到可以保住孩子的肯定答复。为此，我内心很自然地希望能够帮到这位妈妈，用我仅有的知识对她进行讲解和分析。尽管当时我对胎儿十二指肠梗阻的认识尚不足够，也没有做风险评估，仅凭新生儿十二指肠梗阻外科治疗的经验和家属进行了有效的沟通。对于判断胎儿是否可以正常生下来以及是否有风险等尚无任何经验。我凭着多年的新生儿十二指肠梗阻外科治疗经验和新生儿外科治疗特点为他们进行了简单的分析，虽然不具备胎儿医学专业的标准，但相比非专业的产科或超声医生来说还是更专业一些，至少我可以给他们一些手术治疗的信息和治愈的信心，并坚持认为孩子生下来可以得到较大的手术治愈机会。他们听到孩子可以要，心情立刻转好，而且第一时间打电话告诉老母亲，我也被他们的言行深深地感染着。为了准确评估胎儿十二指肠梗阻的风险，更好地解答相关问题，我在短时间内查阅了大量的国内外文献，发现国内已经有相关报道，但都是案例，且患儿多被引产，而国外的文献中虽然有相关的报道，但也存在着概念模糊、评价风险受专业和技术限制而无法统一规范和标准等问题。但有一点是很明确的，就是胎儿十二指肠梗阻需要常规做染色体检查，因为有 15%～30% 的患儿会合并染色体异常，而一旦染色体出现异常，原则上是建议引产的。为此我专门告之并强调需要等待遗传学检查结果再决定下一步的方案。10 天后遗传学检查结果出来了，染色体确定无异常，我让孩子妈妈定期进行产前超声观察，并来我院进行分娩。之后的过程很顺利，孩子妈妈在我院足月分娩出一女婴，出生后检查结果与产前诊断一致，确诊为十二指肠梗阻，并于出生后一周内行手术治疗，手术后也如期进食，孩子伤口痊愈后便出院了。因为此缘，我和孩子妈妈成为好朋友，每年的随访让我们彼此都很开心，因为孩子的生长发育和正常人无异。

这个案例使我对胎儿十二指肠梗阻的治疗充满信心，也使我对胎儿消化系统疾病的认识有了一个初步的了解。经过多年的实践，我已经知道胎儿十二指肠梗阻的诊断相对较准确，它包括最常见的三种疾病即十二指肠闭锁或狭窄、肠旋转不良和环状胰腺，它们的超声表现都是在胎儿期显示双泡征，但以闭锁或狭窄最常见。一旦诊断就必须排除染色体异常的情况，同时还要考虑胎儿本身的人文环境要求，即胎儿本身对家庭及对社会可能造成的影响。

在小儿外科的发展历史中，小儿十二指肠梗阻均可以手术解决，传统的开腹手术现在已经被腹腔镜技术所替代，疗效也几乎达 99%，所以胎儿十二指肠梗阻是不需要引产的，是目前可治愈的胎儿最常见的疾病之一，也是胎儿消化系统疾病的基础。我们需要对胎儿消化系统疾病有一个再认识的过程。

经历了此例产前诊断的实践，我认识到十二指肠梗阻可以在胎儿期得到诊断，并可于早期进行有效的跟踪和管理，宫内无须进行太多的干预，只需要等待胎儿出生后进行治疗。胎儿分娩前可与家属进行咨询和沟通，达成默契，让家长对胎儿未来可能需要面对的现实情况有充分的了解。该案例也使我从此开始关注胎儿十二指肠梗阻，也可以算是早期对胎儿十二指肠梗阻的认识。随着更多此类胎儿在我的指导下出生，我结束了对胎儿十二指肠梗阻的无知。胎儿疾病贯穿了胎儿—新生儿的整个围产期，医生不仅需要胎儿医学知识，更需要新生儿知识和小儿外科知识。而且该病例不仅使我认识到可以在宫内对胎儿疾病进行诊断和分析，更是开启了我对胎儿和小儿消化系统疾病的整体认识，使我意识到从胎儿到新生儿的一体化管理可以进行无缝衔接，而其中最重要的是胎儿消化系统疾病的产前超声影像和出生后结局的评估。经过此例胎儿十二指肠梗阻的诊治，我改变了以往的小儿消化外科的诊断模式，开启了胎儿和小儿消化系统疾病的一体化管理模式。

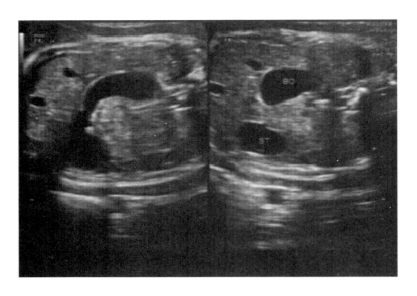

图 5 - 1　产前超声见典型双泡征

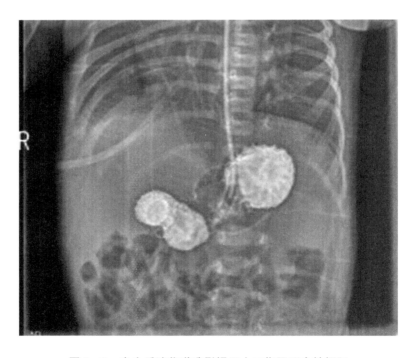

图 5 - 2　出生后消化道造影提示十二指肠不全性梗阻

二、胎儿胎粪性腹膜炎

2013 年我院成立了胎儿医学科，我接触胎儿问题的机会自然就越来越多了，胎儿消化系统疾病的咨询和评估也就成了我工作的一个主要内容，这对我本人来说既是一种肯定，也是一种挑战。未来的胎儿医学研究和认识，既是前途光明的，又是道路曲折的。

2013 年 6 月的某天，我接到同事的电话，她的一个朋友怀孕了，但发现胎儿有问题，正在纠结孩子能不能要，她知道我是这方面的专家，所以让她朋友过来找我。我在门诊接待了这位高龄孕妇，35 岁，孕 2 产 1，第一胎为女儿，健康生长，现怀孕 28 周，胎儿在外院诊断为胎儿胎粪性腹膜炎待排，腹腔有少量积液。经过我院超声诊断，确诊为胎儿胎粪性腹膜炎，超声影像下可见腹部有散在强回声光点和斑点，腹腔内有少量积液。根据超声影像特征可确断为胎儿胎粪性腹膜炎，产前遗传学检查排除了染色体异常的情况。经过咨询了解到，夫妻双方希望能再要一个孩子来为这个家庭增添快乐，但随着年龄增大，总是担心会出问题。胎儿妈妈对我说："俞教授，希望你能帮我明确诊断，确定孩子能不能要。"面对检查情况，我确定能帮她判断和解决问题。首先，我明确告诉她孩子肯定可以要，且确诊为胎儿胎粪性腹膜炎；其次，我详细地为她做了分析，胎儿胎粪性腹膜炎大部分可以自愈，小部分需要出生后手术。胎儿妈妈需要经历产前的孕期管理和生后的新生儿管理，二者联合起来就是一体化的胎儿管理。胎儿妈妈需要定期产检并动态监测羊水的变化，而胎儿出生后需要监测是否有肠梗阻表现，是否需要手术治疗，而手术治疗的治愈率也可达98％。经过咨询，夫妻俩的脸上逐渐出现了笑容，对决定胎儿的去留心中已然有了明确的方向，他们说："俞教授，你的话给了我们信心，我们是坚决要这个孩子的，就按你的方案做。"

很快胎儿就到了38周，期间进行了多次超声检查，胎儿腹部钙化灶有逐渐吸收的趋势，腹腔积液在32周也已经消失。因孕妇第一胎为顺产，根据现在胎儿情况也无产科的剖腹指征，所以很自然地选择了顺产，于38周+5天顺利产下一名男婴。胎儿出生时的生命体征稳定，并转到新生儿外科观察，生后的检查明确可见腹腔内钙化灶，与产前检查结果一致。但经试喂奶后，新生儿没有出现异样，腹部不胀，大便顺畅，住院观察一周后，安全出院。出院时孩子的父母激动地和我说："俞教授，你就是孩子的再生父母，孩子因得到你的救治才能来到这世界上，你会有福报的。我们会让孩子一辈子永远记住你。"是的，对我来说，每救到一个孩子都是我努力的结果，但我希望的是能用我的技术救到更多需要帮助的孩子，尤其是在面对胎儿去留问题时。

在胎儿消化系统疾病的产前诊断和咨询中，尽管需要终止妊娠的疾病并不多，但对于明确诊断后如何选择胎儿去留，如何做好后续的孕期管理及一体化管理尚需要医生有充分的耐心和负责任的态度，并向准父母详细地解释胎儿未来可能需要面对的风险。尊重生命，尊重父母的决定，尊重自然规律，同时需要结合临床，需要医学伦理的支撑，需要了解本次妊娠的胎儿背景和父母的预期，需要了解父母最真实的想法，尽量能从人性化的角度满足不同需求的父母的愿望。

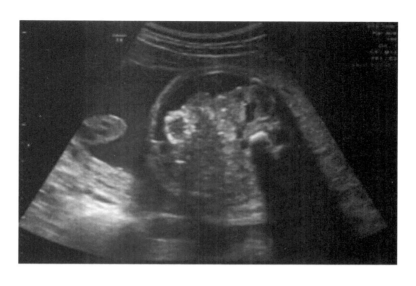

图 5 - 3 产前超声：肠管回声增强，腹腔积液，肝脏及肠管周边强回声斑，综合考虑胎儿胎粪性腹膜炎可能性大

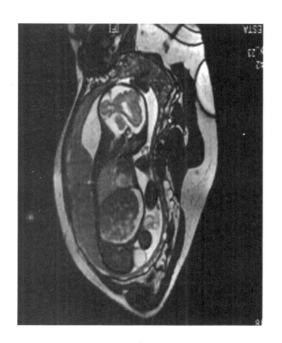

图 5 - 4 MRI 检查：符合胎儿胎粪性腹膜炎表现

115

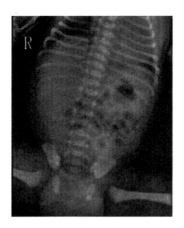
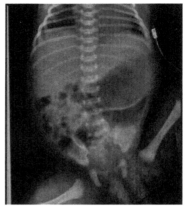

出生后第 1 天　　　　　　　　　出生后第 6 天

图 5 - 5　胎儿胎粪性腹膜炎出生后超声影像

三、胎儿肠囊肿

在 2017 年下半年的某一天，我接到邀请去中山医科大学附属医院儿科进行会诊。该病例之前在我这就诊过，得到评估后胎儿生下来了，现在需要我跟进后续的治疗。

早在 2017 年初，我接到一个来自山东的电话，由于时间短促，了解到的情况有限，我根据对方介绍的情况可以基本判断，怀孕 24 周，胎儿腹部囊性占位，囊肿较大，为 4.5cm × 2.5cm。我叮嘱孕妇继续进行正常的产检，并告诉她胎儿腹部囊肿是一个良性过程，胎儿肯定可以要，但需要专业的评估和管理。之后她在"好大夫在线"上咨询过我，但因为未见到本人，我只能就其提供的情况做简要分析和判断。直到胎儿 35 周，妈妈来到我的诊室。很多医生都建议她引产，只有我给了她胎儿可以要的答复，所以最终找到我。此时胎儿的发育基本正常，但胎儿腹部囊肿已经很大，有7cm×3cm，根据检查结果，可以判断胎儿上腹部偏左巨大囊肿，呈管状，可以考虑为胎儿腹部囊肿中最常见的疾病——肠囊肿，也叫肠重复畸形。虽然囊肿巨大，但因胎儿腹部的容量是很大的，且胎儿尚未进食，肠腔内除了羊水无其他内容，膈肌的抬高也给腹腔提供了空间，所以尚未达到影响胎儿生长发育的程度。于是我告诉胎儿妈妈，可选择合适的医院正常分娩，不必担心。为了慎重，她选择了去中山医科大学附属医院分娩，在39+周顺利产下一男婴，于是有了这次院外会诊。

胎儿出生后的检查也基本与产前诊断吻合，新生儿生长发育一切均好，腹部稍隆起，CT下可以看到其左上腹有一巨大囊肿，呼吸未受影响，少量进食也无影响，但进食50mL奶后新生儿明显出现腹胀和呼吸加快，提示腹部占位对新生儿有明确影响，需要及时干预。征得家属同意，胎儿于出生后第七天择期行脐轮小切口囊肿切除术，术中见到距屈氏韧带20cm处有一约10cm×6cm的巨大囊肿，与小肠共一侧壁，因此行囊肿和小肠楔形切除肠端端吻合术。患儿术后恢复顺利，伤口愈合良好，恢复进食后无异常，平安出院。

胎儿腹部囊性占位或囊肿在产前诊断中是一个较常见的问题，这是因为产前超声的普及和超声对囊性结构的敏感性导致的。但在胎儿腹部囊性占位中，卵巢囊肿（女）和肠囊肿（男）是两个主要的疾病，因此在分析时，必须明确胎儿性别，这对准确判断有较大的意义。而在孕早期发现的胎儿腹部囊肿可导致胎儿的发育迟缓，所以有必要时，可以考虑宫内穿刺引流或行置管羊膜腔分流术，以达到减压和改善胎儿发育迟缓的效果。一般来说较少会在肠部出现巨大的囊肿，这是因为肠管的管径不可能任意扩大。此外，肠囊肿与卵巢囊肿的鉴别可以参考以下几点：肠囊肿的壁较厚，囊肿较小，多位于中上腹；而卵巢囊肿的壁薄，囊肿较大，多位于膀胱上或两侧。

在此，我再一次强调，胎儿一体化管理具有重大意义，新生儿的有效治疗是一体化管理中的重要环节之一。由于有了围产期的管理，手术治疗变得顺利流畅；脐轮小切口囊肿切除术在解决疾病的同时，又保持了切口的隐蔽和美观，这是外科医生的最高追求。而由于微创手术的开展，患儿的生理干预很小，手术恢复很快，这都是当前医学进步的表现，也充分体现了一体化管理的积极作用。

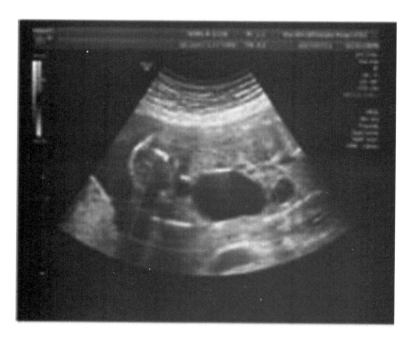

图 5 - 6　产前超声：胎儿左侧腹腔内见一囊性暗区，大小约 45mm × 25mm，边界清，形态规则

118

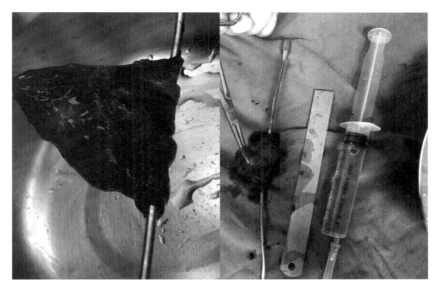

图 5 - 7　术中探查见距屈氏韧带 20cm 处肠管有一约 10cm×6cm 的囊肿，用注射器抽出约 50cm 清亮液体后，完整提出整段肠管，行囊肿和小肠楔形切除肠端端吻合术

四、胎儿腹裂

十几年前，我还在从事小儿外科工作的时候，我院的超声检查医生发现一例怀疑胎儿腹裂的患者，并让我会诊。胎儿 33 周，产前遗传学检查均为低风险，超声检查中却发现其腹部肠管全部疝出腹腔，裸露于羊膜腔中。这个意外对原本欢喜的家庭来说无疑是一个沉重的打击，家属急切希望我能帮他们解决这个问题。

胎儿的父母是我的江西老乡，来广东打工多年，面对孩子这样的情况他们不知所措，希望我能帮他们想想办法。看着超声检查结果，我意识到胎儿就是先天性腹裂，和我之前处理过的无数例新生儿腹裂没有区别。为了慎重起见，我让孕妇再做一次超声检查，我自己亲自去看，尽管不是专业的超声医生，但从检查中可以看到，胎儿的肠管飘浮于羊膜腔中，胎儿腹围较小，其他发育和结构并无异常，可以确定是胎儿腹裂。此时一个严肃的问题摆在我的面前，按照常规，胎儿腹裂属于当时国家规定的六项重大出生缺陷之一，属于产前诊断中需要引产的范畴，若我告诉家长需要引产，应该没有任何争议。但孩子已经 33 周，是一个活生生的新生命，家属确实很难放弃。家属提出是否还有机会继续妊娠，若不引产会有什么样的后果等问题。为了回答这些问题，也为了解除我心中的疑问，我让他们先做 MRI 检查。因我院当时还没有 MRI 检查设备，他们需要去附近的陆军总院做。这样我就有了两天的缓冲时间，在等待结果的同时我查阅了国内外有关胎儿腹裂的文献。关于胎儿腹裂的报道很少，虽然国外有治疗胎儿腹裂的例子，但介绍内容不多，而国内的处理方式基本都是引产。结合我自己多年的新生儿外科经验和对胎儿医学的初步认识，我认为自己是完全有能力帮助他们争取这个孩子的。而在此期间，我还查到一篇澳大利亚作者 Kimble 介绍的新生儿期非手术手法复位治疗腹裂的文章，与国内上海复旦儿科医院郑珊教授介绍的方法一致，但都有一个前提，就是需要胎儿在出生后 6 小时内接受治疗，超过时间肠管充气后再行复位就困难了。幸运的是在此后不久，Kimble 教授来广州讲学，我有幸当面与他交流，了解了更多关于新生儿腹裂生后早期手法复位的治疗要点。胎儿腹裂若能在产前就确诊，出生后可以在 6 小时内进行手法复位治疗，这正是胎儿医学的精粹，可与传统新生儿外科达到无缝衔接。

两天后，当孕妇拿着 MRI 检查的报告来找我时，我已经有足够的信心和家属说可以继续妊娠，并要求胎儿在出生后的 6 小时内接受手法复位治疗。听到孩子肯定可以要的消息，胎儿父母原本紧张的心情随即变得轻松自如，我也沉浸在这种轻松氛围中。这时父亲面带微笑地问我："俞教授，这样治疗是不是就肯定没有问题了？"问题一出，让我立刻回到了我的身份，一名医生、一名小儿外科医生、一名决定胎儿命运的医生，需要严密、严谨、严格地把好每一个关口。我首先系统地向家属回顾了胎儿的病情、当前的现状、以往这种疾病的治疗原则和标准、现在的医学现状和进步等，这些情况都是确定这个孩子可以要的前提。孕妇同意继续妊娠后，我将处理方案详细地介绍给他们，包括家长的心理预期，可能失败的心理准备和可能的不良预后等。此时，我已经意识到，我不仅仅是一名小儿外科医生，我还是一名心理医生、一名社会学学者、一名掌握法学知识和伦理学知识的胎儿医生，这也是今天我能成长为一名胎儿医生的基础。

因为是帆状胎盘，所以计划在胎儿足月后行剖腹产。胎儿 38 + 周，孕妇行剖腹产娩出胎儿，确定是腹裂后，立即转至新生儿抢救台，经脐静脉给予镇静剂，并连接血氧监测。在我助手的协助下，新生儿裸露的肠管经腹壁裂口被送回腹腔。裂口在脐旁一侧，约 3cm×2cm，我将脐带的残端覆盖并用纱布和绷带加压包扎，此时可观察到新生儿肛门已经有胎粪排出，这证明肠管是通畅的。不到一个小时，复位手法治疗就完成了，新生儿生命征一切都很稳定，安全送到病房。术后一周换药，孩子给了我们大家一个惊喜，腹壁裂口神奇般地愈合了，且不留疤痕，这可能与胎儿、新生儿有良好的自愈机制有关。孩子在医院住了十天后就痊愈出院了，孩子父亲专门送来了锦旗，表达了他们的感激之情。我和我的团队也很开心，能用一种新技术帮助这个孩子获得新生确实很有意义，但同时我也在想能够顺利救治每一个胎儿，这不仅仅是父母的心愿，也是所有医务人员的心愿，当结局好的时候皆大欢喜，可是当结局不良或不好的时候该如何面对、如何解决，这也是当前所有医患关系不好的症结。这个案例的产前咨询和有分寸的把握对解决医患矛盾是有帮助的。由于患者家属信息的不对称，导致了很多矛盾的产生，而医生的咨询和辅导是将矛盾前置，让患者或家属有更多的选择空间，这样可以大大地减少医患矛盾，减少医疗纠纷。

通过此案例我们可以了解到：

（1）胎儿腹裂是一个可治疗的疾病。尽管胎儿腹裂还是国家规定的重大出生缺陷之一，但相信不久的将来会得到纠正。从国外文献和我们的资料可以看到，胎儿腹裂生后的治愈率都很高，可达95%，且很少有合并畸形，与遗传学无相关性。因此，无论病情轻重，一旦确诊一般不需要选择终止妊娠，但也有例外。选择继续妊娠，孕妇要做好直面不良预后的心理准备，并充分认识该病的风险。由于该例是我救治成功的第一例胎儿腹裂，这为后面我们更多的案例治疗提供了可靠的依据，为家长的咨询提供了有价值的信息，但也提醒我们在工作中仍需要反复强调胎儿腹裂的复杂性和风险性。

（2）咨询的特殊地位。无论终止或继续妊娠都涉及医生与家长的沟通和专业的咨询，但在具体过程中医生除了需要本专业的知识外，还需要强调人文医学的重要性。在决定胎儿去留方面，我们过去更多的是从医学专业的角度解决问题，而往往不会考虑患者的想法和要求。本例患者有强烈希望继续妊娠的愿望，且羊水正常，这反映肠道无梗阻，结合新生儿腹裂的治疗新进展等，这都构成了继续妊娠的必然选择，所以在确定保留胎儿时要慎重选择和处理解决这类复杂问题。

（3）胎儿腹裂的基本知识。尽管前面已经系统地介绍了胎儿腹裂，但这里仍然结合此病例提示几点：

第一，胎儿腹裂在专业超声诊断中检出率几乎为100%，但在基层，检出率只有60%，所以怀疑者一定要到专门的机构再次确认。

第二，部分胎儿腹裂会因为肠管不通畅而出现羊水过多的现象，并由此导致早产，需要在产前重点监测。

第三，胎儿腹裂的预后良好，我们的数据显示治愈率可达95%，所以不要轻言放弃，需要得到最后的专家意见。

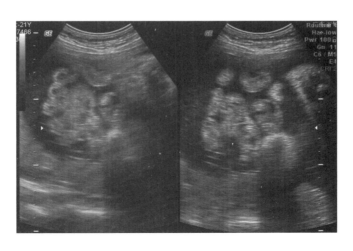

图 5 - 8　产前超声：脐带腹壁入口旁皮肤回声不连续，羊水中可见部分肠管漂浮

五、胎儿脐膨出

在胎儿消化系统畸形的病理类型中，有一种是胎儿早期腹壁发育畸形，属于国家规定的重大出生缺陷之一，过去认为是必须引产的，主要有两种疾病：一种是胎儿腹裂，前面已有介绍；另一种就是脐膨出。脐膨出的主要特征是脐部正中向外凸起，根部直径小于5cm为小型脐膨出；大于5cm为巨大脐膨出。胎儿脐膨出在胚胎第10周后就可发现，因在前10周，胎儿腹腔内容可以在腹腔外，10周后则会回纳，若某些原因使回纳的过程停滞，即会出现脐膨出。小型脐膨出的内容物多为肠管，巨大脐膨出常伴有肝脏。以往的治疗结局显示小型脐膨出可获100%的治愈，而巨大脐膨出则只有80%的治愈率。

2016年10月，我的诊室来了一对深圳的夫妇，他们拿着外院超声的检查结果来找我。外院B超（2016－08－20）：胎儿腹前壁可见一范围约17mm×14mm的中等回声团向外凸起，脐膨出可能。外院B超（2016－08－31）：胎儿腹壁连续性回声中断，缺损范围较大，约1.3cm，内脏从缺损处膨出形成包块，包块大小约1.8cm×1.2cm，膨出包块内容物为肝脏，膨出物表面可见膜状物包绕。外院B超（2016－09－30）：胎儿腹壁连续性回声中断，缺损范围约2.0cm，内脏、脐带从缺损处膨出形成包块，包块大小约2.9cm×3.1cm，膨出包块内容物为肝脏。外院染色体核型分析（2016－10－11）：46，XN，inv（9）（pllq13）。外院比较基因组杂交DNA芯片检测报告（2016－10－31）：未发现异常。外院B超（2016－11－10）：腹壁缺损范围约2.6cm，内脏、脐带从缺损处膨出形成包块，包块大小约 5.5cm × 4.3cm。本院 B 超（2016 – 11 – 14）：腹壁连续性中断，短端约 37mm，腹内见一包块向外凸出，大小约 47mm × 46mm × 52mm，周边可见包膜，内部主要为肝脏回声，提示胎儿脐膨出声像。本院 MRI 检查（2016 – 11 – 25）：符合胎儿脐膨出 MRI 表现。

经诊断和评估，可确诊为胎儿巨大脐膨出，排除遗传学风险和其他合并畸形可能，符合可以生后矫治的畸形。经与家属沟通及判断风险后，可以考虑出生后的保守治疗，这可以大大降低出生后的手术治疗风险，这在我们前面的案例中已经得到证实。经与产科和家属商量后，孕妇选择足月后的剖腹产。

胎儿于 38 周 + 1 天在我院产科行剖腹产娩出。出生后的专科检查：腹部中央可见约 5cm × 5cm × 5cm 膨出的巨大肿物，表面有一层半透明的囊膜。透过囊膜可见囊内的腹腔脏器，包括肝脏、肠管，在囊壁下方可见脐带残株附着，腹壁皮肤停留在膨出囊膜的基底部，未见胃肠型、蠕动波。新生儿按计划行保守治疗，对脐膨出内容物进行清洁、消毒、包扎、悬吊。一周后，脐膨出内容物较之前有所减小，考虑患儿腹腔容积较小，仍然告知患儿家属治疗风险。因费用问题，患儿于出生后一个月办理出院，采取了院外新生儿管理方式。家属每天或隔天与助理联系，并上传照片和反馈病情，根据病情变化间断返院复查，继续进行换药、抗感染等治疗。随着时间推移，患儿病情渐渐好转，脐膨出内容物逐渐缩小，基底部皮肤逐渐生长，半年后脐部周围皮肤长起来了，达到完全治愈。这是我们众多脐膨出保守治疗的案例之一，在安全和费用方面都比手术治疗好。

胎儿脐膨出尽管仍是一个重大的出生缺陷疾病，但由于产前诊断水平的提高和一体化管理以及生后的小儿外科的干预，使其可以获得良好的结果，这对选择继续妊娠的父母来说无疑是一个好的选择。尽管我们的病例数尚不足以提供循证学依据，但已经为未来这类疾病提供了好的解决方向，自此我们对胎儿脐膨出的处理有了进一步的认识和理解，也对胎儿腹壁畸形的诊疗充满了信心，后续的多例腹壁畸形也都获得了良好的诊断和处理，并获得了满意的临床结果。因此可以断定，胎儿腹壁畸形是一个相对良性的疾病，一般都是可以治愈的，不需要引产，至少引产不是首选，关键还是医生要准确判断产前的病理类型和程度，为父母提供可靠的选择依据。

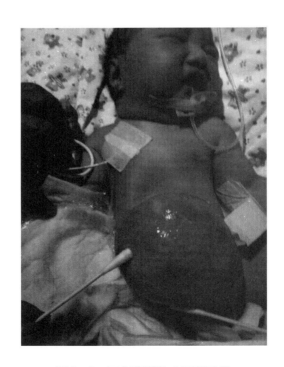

图 5-9　巨大脐膨出（见附图 5）

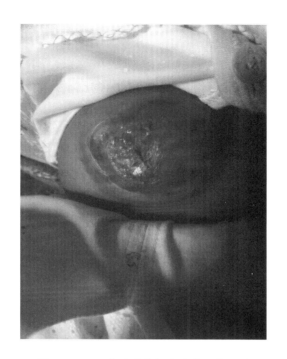

图 5 – 10　巨大脐膨出保守治疗 3 个月后

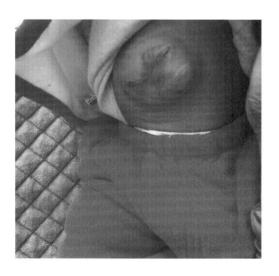

图 5 – 11　巨大脐膨出保守治疗 5 个月后（见附图 6）

六、胎儿胆总管囊肿

胎儿腹部囊肿在产前超声检查中是一个相当常见的现象，在胎儿囊性占位中，如果胎儿右上腹有孤立囊肿应首先考虑胆总管囊肿，它可分为肝内和肝外囊肿。

在 2013 年胎儿医学科成立不久时，我在门诊接诊了一位孕妇，怀孕 31 周，外院产检发现胎儿腹部囊性占位。我院的超声显示：胎儿右腹部近肝门区可见一囊性包块，大小约 17mm × 10mm，边界清，壁薄，内透声好，后方回声增强，观察 40 分钟，大小形态可见少许变化，CDFI 显示内部未见明显血流信号。提示胆总管囊肿，肠系膜囊肿待排。孕妇表现得很淡定，没有因为胎儿的问题而紧张或焦虑。她自己也查阅了相关信息，尤其是看了我写的关于胎儿腹部囊肿的文章后，知道有些囊肿对胎儿的影响并不大，并因为这篇文章专门来咨询我。我向这位孕妇详细地讲解了关于胎儿胆总管囊肿的概念和未来可能面临的生后治疗及风险，孕妇表示理解并增强了信心。随后我按要求让其做了胎儿的 MRI 检查，结果显示：胎儿右上腹近肝门区可见一直径约 1.6cm 的类圆形占位，边界清楚，壁薄，内信号均匀，呈长 T1 长 T2 信号改变。提示胎儿右上腹近肝门区囊性占位，考虑胆总管囊肿可能，建议定期产前咨询并复查。根据产前诊断基本可以确诊为胎儿胆总管囊肿，且胎儿无其他合并畸形，此时需要制订合理的后续解决方案，也就是以期待治疗为主，并定期进行超声复查，考虑分娩时并无风险，嘱其回当地顺产分娩，生后再来我院复诊。胎儿于 36 + 周早产，体重 2.4kg，生后超声检查显示：胆囊颈部近第一肝门处可见一无回声，大小约 19mm×12mm，边界清，形态规则，上端与胆总管相连，脉管系统显示清楚，确定右上腹囊肿为胆总管囊肿。CT 检查显示：肝脏形态、大小及各叶比例正常，肝脏边界光整。肝 S5 段见一个类椭圆形低密度灶，范围约 1.8cm×1.2cm，边界光整，增强后原低密度区无明显强化，肝内门脉及分支显示清晰，肝内外胆管未见扩张，胆囊充盈欠佳。因患儿瘤体不大，生化指标正常，无黄疸，生后的进食和大小便均无异常，所以选择保守治疗，即正常生活和动态观察、定期复诊。随访 4 年，患儿均无任何症状，胆总管囊肿大小也未见变化，家长目前还在等待观察中。家长主观上不想让孩子接受手术治疗，但客观上，囊肿的存在始终让家长担心和不安，这也是大多数家长的心态。

该案例提示，胎儿右上腹部囊肿，最常见的是胆总管囊肿，但在产前需要与其他囊性占位做鉴别。胆总管囊肿产前的风险不大，也不需要在围产期进行过多的干预，胎儿出生后需要早期明确诊断，是否需要手术或何时手术取决于瘤体的大小和是否有黄疸，即胆管是否堵塞。瘤体的大小并没有标准，理论上大于 5cm 就很大了，小于 3cm 可以首选观察，部分瘤体也有可能变小或消失，所以出生后的复查相当重要。

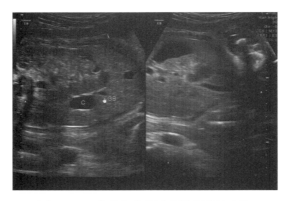

图 5 - 12   产前超声提示右腹部囊性占位

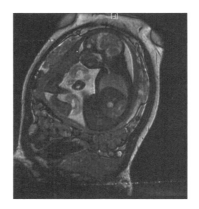

图 5 - 13   产前 MRI 检查考虑胎儿胆总管囊肿可能

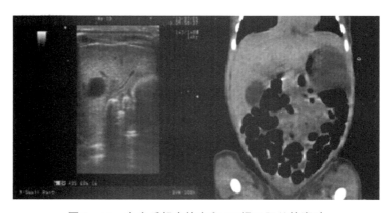

图 5 - 14   出生后超声检查和 CT 提示胆总管囊肿

七、胎儿肝脏血管内皮瘤

胎儿的肝脏在胚胎早期就可以在超声下表现为右上腹的均匀实体器官，但在胎儿期发生肝脏肿瘤占位时，特别是当肿瘤较大时，往往会让临床医生难以决策，肿瘤是良性还是恶性、增大是否会影响胎儿未来的生存质量等，都需要有明确的临床指引。目前尚有许多的不确定性，但有一点是肯定的，就是当发现胎儿肝脏肿瘤时，最常见的就是血管瘤或叫血管内皮瘤，需要鉴别的是错构瘤和肝母细胞瘤。

2013 年在我院胎儿医学科成立之际，一例产前超声检查发现肝脏实性占位的孕晚期妈妈找到了我。我院超声显示胎儿肝右叶片状低回声区，范围约 79mm×53mm，边界清，内部回声均匀。CDFI 可见丰富的血流信号，可探及肝动脉分支走形迂曲，门静脉供血，脐静脉肝内段受压，提示肝右叶实性占位，肿瘤性质待排。因为瘤体较大，我让孕妇加做了一个 MRI 检查，结果显示：肝脏明显增大，右叶内有一巨大占位性病变，边界清楚，形态不规则，约 8.5cm × 6.6cm × 4.7cm，T1WI 呈略低信号，T2WI 呈稍高信号，DWI 呈高信号，提示肝右叶巨大占位，不排除恶性肿瘤。根据检查，胎儿的其他情况均无异常，也无合并其他畸形。由于孕妇已经处于孕晚期，经与家属商量，同意孕妇继续妊娠并在我们的专业管理下，计划胎儿出生后进行早期手术干预。胎儿于妊娠 38 周 +6 天经剖腹产娩出，体重 3.7kg，生命征稳定，查体可见：新生儿腹部稍胀，腹围 32cm，肝脏可触及，生后的超声和 CT 检查结果与产前基本一致，提示肝脏的血管异常，即肝脏血管内皮瘤可能，不排除肝母细胞瘤；生化检查 AFP：153 380（ng/mL）。检查和生化指标都明确提示有手术指征，患儿于出生后一周行剖腹探查术，术中发现肝右叶几乎被巨大肿瘤占据，与正常左肝分界清楚，确定行右半肝切除术，在阻断肝右动脉后，完整切除了右半肝。术后一周患儿的 AFP 降至 4 665（ng/mL），并于术后 10 天恢复出院。出院时家属感激地送来了锦旗，因为若不是我给他们提供了帮助，他们几乎无从选择孩子的命运，是我们团队的努力为孩子的顺利降生提供了安全和保障。今年孩子刚好满 4 岁，活泼可爱，4 年来一直门诊随访，各项指标正常，这个病例也为我们胎儿医学科成立后成功解决胎儿疾病开了一个好头。

胎儿肝脏血管内皮瘤是一种多见的良性肝脏肿瘤，其特征是血流丰富，在肝内边界清楚，较易与肝母细胞瘤做鉴别。在我们随后的临床实践中也遇到多例，一般都不需要引产，患儿出生后可正常生存。胎儿肝脏血管内皮瘤除了常规的手术切除外，随着现在介入手术水平的提高，绝大多数可以通过介入手术解决问题。

对于本例，由于我们早期对胎儿肝脏血管内皮瘤的认识不足，在胎儿咨询和评估中，我在风险判断上是相对保守的。面对胎儿期如此大的肝脏肿瘤，不仅家长的心理负担加重，而且作为临床医生的我们也都有一定的压力和担心，对围产及生后的预期都有太多的不确定性。因此，虽然本例是成功案例，让只有常规医疗认知的我们都有了新的认识和理解，但对于远期的疗效和患儿的生活质量，尚需要更多的循证学证据。

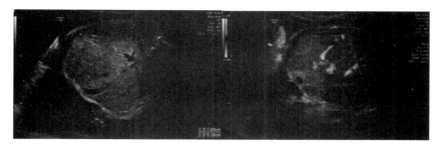

图 5 - 15　产前超声：肝右叶实性占位，CDFI 可见丰富的血流信号

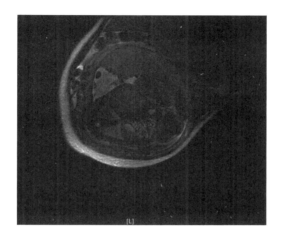

图 5 - 16　MRI 检查显示肝右叶巨大占位

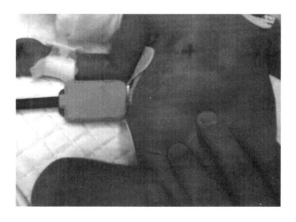

图 5 - 17　出生后体查见右腹部膨隆（见附图 7）

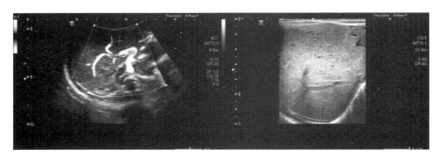

图 5 - 18　出生后超声显示肝右叶增大，回声增强，肝脏血管异常

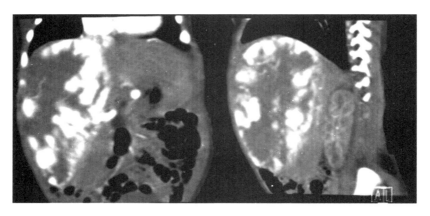

图 5 - 19　出生后 CT 影像

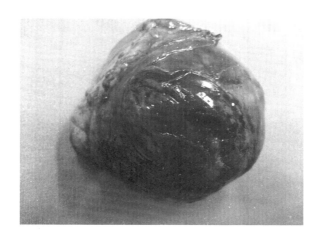

图 5 - 20　术中完整切除肿块

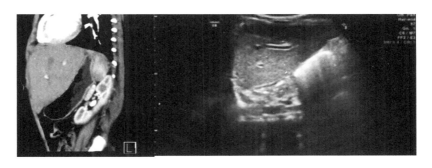

图 5 - 21　术后 CT、超声显示肝右叶、脾脏代偿性增大

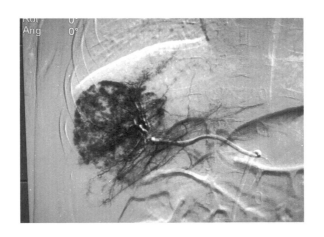

图5 - 22　通过介入手术处理肝脏血管内皮瘤（附图 8）

八、胎儿卵巢囊肿

2017 年下半年的某一天，我在美国参加一个国际胎儿外科大会时接到来自江西龙南的电话，孕妇丈夫急切地告诉我，孩子出生了，需要等待我帮忙处理。我简单了解情况后，嘱其耐心等待我回去处理。

事情的原委是这样的：在孕妇怀孕 33 周时，当地的超声检查发现胎儿腹部有一个巨大囊肿，最大径线有 7.5cm，当地

135

的医生已经让孕妇选择引产。但当时妈妈已经能够感受到胎儿在肚子里反复踢腾了，此时放弃孩子真的有点不舍。在决定胎儿去留的时刻，孕妇的同学为其提供了来找我就诊的线索。我按常规给孕妇做了超声检查和 MRI 检查，结果显示胎儿腹部中下方可见一个巨大的囊性占位，且最大径线已经超过 10cm，达到 11.2cm，按此标准已经达到宫内干预的阈值，但孕周已经 34 周了，超过了干预的时机。由于胎儿是女宝宝，根据胎儿腹部囊性占位的相关知识可以了解到卵巢囊肿是女宝宝最常见的疾病，如果无其他异常可以正常分娩后处理。经过我的解释和评估后，孩子的父母才没那么担心，但孩子的父亲还是再三追问：囊肿会不会变小？会不会是男孩？生后马上要手术吗？囊肿切除后会影响孩子的生活及生育吗？这些问题几乎包含了我对胎儿卵巢囊肿的所有认识，好在这个病的生理和病理过程相对简单，我告诉他们，小于 4cm 的囊肿一般不需要处理，生后可能会自行消失；但大于 4cm 的囊肿可能会发生卵巢囊肿蒂扭转，导致卵巢坏死，而这种大于 10cm 的囊肿需要尽早治疗，包括宫内的干预。但因为已经超过 32 周，可以考虑分娩后再处理，所以我交待他们可以放心回家待产，等胎儿出生后处理就可以了，并强调了卵巢囊肿发生蒂扭转的风险。若胎儿是男孩，还要考虑肠囊肿（一种胎儿肠重复畸形的可能），但患儿只需要在新生儿期行微创手术治疗就能解决问题，术后可以恢复到与正常人一样。通过咨询，家长不仅确定孩子是可以要的，而且确定通过治疗孩子能和正常人一样，这样的结果似乎是皆大欢喜的，但这其实也是现代胎儿临床医学实践的结果。如果我不了解胎儿腹部囊肿的生理、病理过程，是很难能够这么清晰地解释病情的，这也是当前大部分产科医生容易犯的错误，即仍然按传统经验去判断和理解胎儿疾病，如此得出的结论自然是悲观的。

孩子在足月后自然分娩，婴儿的第一声啼哭，预示着新生命的到来，而生后的隐忧又让家长着急，所以也就有了开头的越洋电话。我回国后第一时间就赶到江西龙南，尽管当地医院条件较差，但在我院麻醉师黄主任的配合下，我顺利地完成了经脐轮半环状切口行卵巢囊肿切除术，术中证实卵巢囊肿无蒂扭转，手术时间仅用了半小时，过程一切顺利。

一个月后电话回访，孩子生长发育良好，伤口愈合理想，喂养和消化均无异常，孩子的父亲说："幸亏你的及时出现，才有机会挽救这个孩子的生命。"

这个病例也再次说明了，尽管囊肿很大，但也是可以得到完全救治的。临床上医生往往会担心巨大囊肿会使腹腔内脏器受压而影响胎儿发育，其实这种担心是多余的，因为胎儿腹腔的容量可以很大，这在胎儿腹部囊肿的诊断和治疗中都有介绍。胎儿腹部囊肿还可以通过超声引导下的穿刺减压来缓解压迫症状，若在分娩前考虑顺产时的挤压，也可在出胎时先行穿刺减压后再分娩。

通过此病例说明，胎儿医学看似简单，但实则牵涉一个个家庭，也影响着社会，希望胎儿医学相关医生不要轻易放弃每一个生命。还有一个重要的话题是，当前我国出生人口中男女比例失调，所以在产前检查中是不能确定胎儿性别的，但在此病的诊断上，需要确定胎儿性别才能做出准确判断，所以医生要根据病情的性质分析是否需要确定性别。

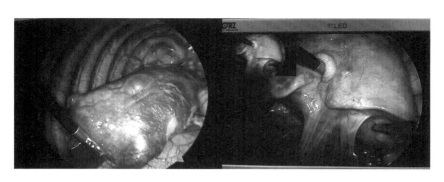

图 5 - 23　术中见巨大囊肿

九、胎儿胆道闭锁（Ⅰ型）

前面已经对胎儿胆道闭锁做了初步介绍，但我对胎儿胆道闭锁的认识是从几年前的一个Ⅰ型胆道闭锁的案例开始的。

2013 年年底胎儿医学科初开半年的某一天，我在门诊接待了一位年轻的妈妈，怀孕 19 周，第一胎，在当地医院检查中发现胎儿腹部有囊性包块，她希望来我这里确诊并了解更多关于胎儿疾病方面的信息。我按常规要求她做了超声检查和 MRI 检查，超声检查结果显示胎儿腹部囊性占位，这超声检查结果也构成我以后对胎儿右上腹囊性占位的基本诊断依据和标准，即胎儿肝门的囊性占位。通过临床经验和反复多次的超声随访，以及应用 MRI 检查对胎儿上腹部囊肿进行了形态学的判断和分析，我可以推断应该是胎儿胆总管囊肿。我根据解剖学知识详细地向他们夫妻进行了分析和解释：胎儿上腹部单纯囊性占位最常见的是胆总管囊肿，但除此之外，还要考虑少见的胆道闭锁，即Ⅰ型的胆道闭锁，它是因为胆道在发育的最后阶段进入肠腔时发生的梗阻或闭锁，会出现闭锁近端膨大，表现为囊性占位。这种情况对胎儿不构成风险，若胎儿出生后出现症状，则根据情况进行治疗。年轻夫妻得知胎儿有机会救治时，紧张的情绪迅速得到缓解，并表示只要孩子有希望救治就要争取。经过遗传学检查排除染色体异常情况后，确定孕妇可以继续妊娠，并自然分娩。

胎儿在 38 周自然分娩，是一个男孩，生命征一切都稳定，出生后的第五天开始出现黄疸，胆红素结果显示主要是以直接胆红素增高为主，提示有明确的胆道梗阻表现。出生后的超声复查也显示肝门有囊性占位，仍然在右上腹见到囊肿，考虑产前诊断并结合直接胆红素增高，可以断定是梗阻性的胆道疾病，且首先考虑的诊断就是胆道闭锁，而根据囊样结构存在则必然考虑是 I 型胆道闭锁，但要最后确诊必须通过手术探查。由于有了产前的诊断和咨询，家长已经有了思想准备，对下一步的治疗也有了大概的了解。家长希望通过微创手术解决问题，考虑我院当时只能做常规开腹手术，我向家属介绍了当时北京儿研所的李龙教授。家长了解后，主动与李龙教授联系并转往北京治疗，术后恢复顺利，两周后即出院。术后的多年在我院随访，孩子生长发育一切均良好，每一次回院复查，结果都令家长很满意，孩子的肝功能没有受到影响，早期的新生儿微创手术将对孩子的心理和美观的影响也降到了最低。

胎儿胆道闭锁在产前诊断并不容易，这在前面已有讲述，而 I 型胆道闭锁却是一个特例，因为其表现为右上腹的囊性占位，在产前超声检查中可以得到很好地展示。随着产前诊断技术的进步，许多胎儿胆道闭锁可以在出生前确诊，但由于技术上的巨大差距，产前诊断怀疑为胆道闭锁的胎儿常常被引产。这有一个很重要的问题是，所有被怀疑或产前超声确诊为胆道闭锁的胎儿最终并没有在引产后去验证，所以临床上确诊为胎儿胆道闭锁的准确数据往往与实际情况相去甚远，这为临床的有效治疗增加了难度。大多数胆道闭锁的不良预后，造成父母对未来胎儿的担忧，导致众多父母最终选择放弃，但若是在产前就将处置计划列入产前或生后的早期治疗，则可将对肝胆系统的影响降到最低，也为小儿的生长发育奠定良好的基础。此案例的实践使我对胎儿胆道闭锁有了初步的认识，并对早期产前诊断和评估有了一定的认识，尤其是Ⅰ型胆道闭锁的早期诊断和治疗。Ⅰ型胆道闭锁的早期发现和治疗，可以使患儿达到正常人的生活标准，在肝功能没有受到损害时及时治疗可以达到最佳治疗效果。

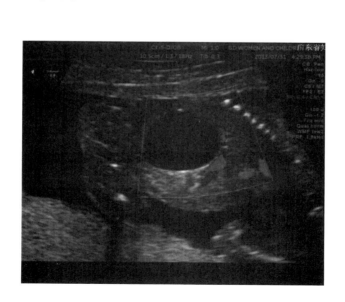

图 5 - 24　产前超声显示胎儿右上腹部囊肿

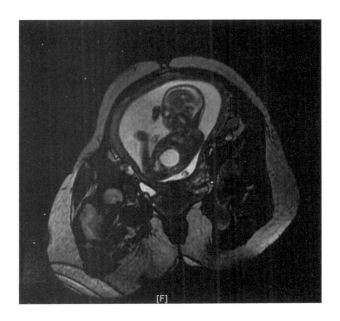

图 5 - 25　MRI 检查显示胎儿右上腹囊性占位

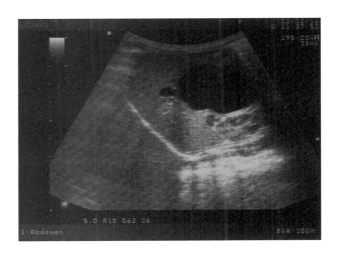

图 5 - 26　出生后 1 天超声显示肝门区囊性包块，考虑
胆总管囊肿可能，胆道闭锁未排

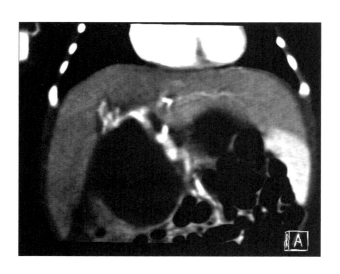

图 5-27 出生后 CT 显示肝门处巨大囊性占位，考虑胆总管囊肿可能性大

十、胎儿肛门直肠畸形的鉴别

先天性的肛门直肠畸形是一种较常见的小儿外科疾病，在小儿消化道畸形中位居第一，它包含肛门、直肠及合并的阴道或尿道等的发育异常。要在胎儿期诊断肛门直肠畸形有相当大的难度，一般产前超声诊断的概率约30%，因此该病在产前的胎儿检查中并不常见，其主要的特征是超声下可见到结肠扩张大于22mm，如伴有羊水增多，则要高度怀疑肛门直肠的畸形或梗阻。

2014年的某一天，门诊来了一位年轻妈妈，怀孕37周，第一胎，在外院检查中发现胎儿结肠扩张并伴羊水过多，因考虑为消化道畸形，外院的医生劝其放弃。孕妇来我院后做了脐带血检查，染色体检查结果为低风险。超声检查显示：胎儿部分结肠扩张，最大内径为 22mm，同时羊水过多，高度怀疑是肛门闭锁，为此我为她申请了胎儿的 MRI 检查。MRI 检查报告提示胎儿的横结肠、降结肠、乙状结肠及直肠肛管均扩张，内径宽约 2.0cm ~ 2.2cm，内可见高信号的胎粪影，直肠远端可见胎粪充盈达远端肛管内侧缘水平，结果显示胎儿结直肠增宽，胎儿直肠肛门畸形可能。由于已经排查了染色体异常的情况，接下来就是要与家长沟通和交流，解释目前的检查结果提示胎儿可能即将面临的临床结局。首先确定孩子肯定是可以要的，因为若是肛门直肠畸形，是非致死性疾病，出生后治疗可获 95% 以上的治愈率，且治疗后的直肠肛门功能基本可以达到正常人的水平。从检查获得的胎儿信息可知，若为肛门闭锁，则闭锁位置相当低，即常见的一层隔膜，只需要将隔膜切开就可达到解决问题的目的；若仅仅是胎粪的梗阻，出生后几乎不需要考虑外科治疗。至于是否合并其他肛门畸形，从检查结果来看可以排除。通过我的分析，家长紧张的情绪迅速得到缓解。孕妇确定可以继续妊娠，并做好了心理准备，为迎接即将到来的新生命还要做比其他新手父母更多的工作。孕妇选择就近待产，并与我随时保持联系，胎儿出生后即需要做相关检查。随后孕妇在预产期顺产出一男婴，生后当天排出大量胎便，腹部和肛门均无异常，X 线平片显示腹部肠管充气均匀。孩子开奶后吃奶正常，每天大便 2 ~ 3 次，三天后顺利出院。后期随访的两年，孩子生长发育正常。

胎儿期诊断肛门直肠畸形有相当的难度，这是因为肛门直肠畸形的种类较多，不同的畸形可以表现为不同的临床症状，而大多数情况下表现并不突出，且诊断时间多在孕晚期，出现羊水过多的概率也并不高。此例病例仅仅为宫内胎粪性的假性肠梗阻，症状在生后可自然缓解，羊水也只是稍增多，若不能仔细分析和判断，单纯选择了引产就会铸成大错。当胎儿怀疑为肛门直肠畸形时，家长一定要找胎儿或新生儿外科的专家咨询，了解肛门直肠畸形的相关知识和治疗结果，自己把握好胎儿的命运。

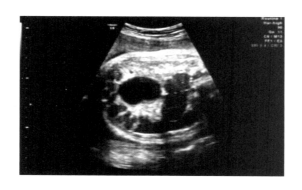

图 5-28　产前超声显示胎儿结肠扩张，最大内径约 22mm

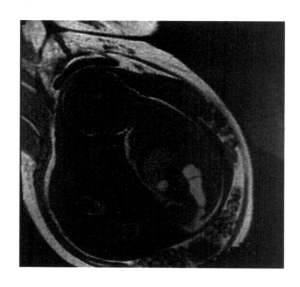

图 5-29　MRI 检查显示胎儿结直肠增宽扩张

第六篇　妈妈心语

一、鱼雷的出生

在 2008 年春节，我因不明原因流产后，我和老公一直期盼着能有一个新宝宝来和我们相伴。2009 年 11 月 2 日，B 超确定，已经宫内妊娠 6 + 周（胚芽存活），这是我们家最幸福的一天。

虽然经过了几个月的不适孕期，但胎儿未见异常。可是在怀孕 31 周时（2010 年 4 月），我的血糖突然异常偏高，因母亲是糖尿病患者，于是我入院进行了血糖控制。虽然住院的日子并不好过，但我内心还是充满了期待小生命到来的喜悦。在出院时，定点医院建议我们去省妇幼行产前诊断。为了健康的小宝宝，我们也谨遵医嘱，进行了羊水穿刺检查，当时发现孩子有腹水，但由于无知，我们并没有很在意。

可是在 2010 年 4 月 20 日，我在进行正常黑白 B 超检查时，医生发现了异常，马上改为彩超检查。随后 B 超主任跟我们说胎儿异常，要我们听从妇产科主任的嘱咐。妇产科主任马上对孩子进行了胎心监测，发现孩子已经心律不齐，建议我们立即转往三级医院进行住院检查和治疗。该院的检查结果是胎儿腹腔可见液性暗区，左侧宽约 1.0cm，右侧宽约 1.6cm，心律不齐，并建议我们引产。这个消息对我们来说无疑是晴天霹雳，孩子已经 34 + 周，我坚决不同意引产！全家也上网查询了很多相关资料，并在省妇幼进行了第二次羊水穿刺，最后确诊孩子为先天性小肠闭锁。从网上资料来看，该病需要早期诊断早期治疗，才能提高治愈率，否则多在出生后一周内死亡，死于继发性穿孔、腹膜炎、肠坏死、吸入性肺炎等，病死率高达 40%。老公和我都赶紧四处打听，得知广东省妇幼保健院有良好的医学力量，能够通过手术干预提高婴儿存活率，当时已经手术成功的案例有千余例。这个消息在我们心中点亮了希望的明灯。为此，老公积极联系医生，在广东省妇幼保健院海珠院区刘院长的帮助下，我入住了分院，积极进行胰岛素治疗，并联系俞主任，提前确定剖腹产和孩子的手术时间。俞主任细心地告诉我们，只要闭锁部位适当，小肠闭锁预后良好，孩子能够和正常孩子一样成长，这使我们有了信心。

根据医院安排，即将到预产期的我于 2010 年 6 月 4 日转入总院待产。6 月 9 日，这是一个令人难忘的日子！早上，我做好术前准备，于上午剖腹产下可爱的鱼雷宝宝，而俞主任他们已经在另一个手术间为孩子人生的第一次手术做准备，并允许老公在手术室观看整个手术过程。由于长期的心理压力，我剖腹产之后昏睡了 8 个小时才醒来。老公告诉我，医生们仔细检查和清除了孩子的肠坏死部位，清理腹腔胎粪和积液，并进行了小肠造口，3 个小时的紧张手术非常成功，孩子已经转入新生儿科继续营养支持治疗。听完，我的眼泪瞬间流了下来，这几个月的压抑、焦虑、痛苦与悲伤总算一下子全部被释放出来了。虽然自己身体非常虚弱，但是仍然坚持到病房外看望在保温箱里的儿子，看着苍白瘦弱的他，知道他能够很好地存活下来，我内心只有感激！

我于 6 月 14 日出院，而孩子由于需要经造口注入奶液以完善远端肠管功能，并在适当时机进行小肠造瘘关瘘术，所以继续留在新生儿科治疗。我和老公被允许每周探视孩子一次。每次隔着玻璃看着瘦小的宝宝挥动小手小脚跟我们打招呼，觉得很幸福。在孩子住院的两个月期间，我们由于焦虑，多次打扰洪医生和俞主任，他们虽然一直很忙碌，却耐心地回答我们的问题，并且告知孩子身体的进展情况。在医院医护人员的精心照顾下，两个月后，孩子顺利出院了，出院时，俞主任细心交代了在家护理的注意事项，并让我们有任何问题时随时打电话咨询。孩子因经历了手术，体重由出生时的7斤4两变为5斤8两，因虚弱导致了各种小疾病，我们每次都焦虑地跑到省妇幼保健院看病，俞主任都细心地给予帮助，并给出各种养护建议。终于在周岁时，孩子的健康情况和体重均达到了正常水平。

现在孩子已经7岁半了，长得虎头虎脑，跟正常孩子没有区别。每次他问肚子上的三个伤疤是什么时，我总会告诉他，这是"英雄小战士"标志，小时候有坏虫虫在他肚子里，医生伯伯在他肚子上开了洞，将坏虫虫消灭了。这时候，孩子总是很骄傲，还会经常将他的"英雄小战士"标志向小伙伴们展示。到现在，我们仍然和刘院长、俞主任保持着联系，希望孩子知道这是给予他第二次生命的恩人，希望孩子懂得感恩和回馈社会。

在这里，我要感谢俞主任，感谢洪医生，感谢新生儿科的全体医护人员，谢谢他们的鼓励和对孩子的照顾。感谢俞主任，是您在我们最无助的时候给了我们信心，让我们坚持把宝宝生下来，您给予孩子第二次生命。您的温文儒雅、细心和耐心，以及精湛的医术，给了无数无助的准父母们希望和信心。在这里，我也要呼吁所有患有这类疾病的胎儿的妈妈们，一定要积极努力，有信心和耐心。我们的宝宝都是上天的恩赐，我们不能残忍地剥夺他/她来到这个世界的权利，只要找到合适的医生，所有妈妈一定能够平平安安地生下宝宝，跟他/她一起笑和哭，陪着他/她健健康康地长大。

鱼雷妈妈
2017 年 12 月

二、球球的故事

我今年 30 岁，是众多母亲中的一位，但又不像大多数母亲那么幸运。

时间倒流，去年，我准备升级做妈妈了，怀着无比喜悦的心情像其他准妈妈一样定期产检。可是在怀孕 6 个月的时候，在一次常规超声检查中被告知肚子里的宝宝有问题，诊断为胎儿脐膨出，而且膨出的范围有 3cm 多。当时的我还没反应过来脐膨出是个什么东西，产科医生就建议我们引产了，而且说越快越好。天哪！听到这个消息，我的泪水一下子就夺眶而出。宝宝待在我肚子里已经有 6 个月了，早已和我血脉相连，而且他/她还是照常在踢我的肚子，并没有和以前不一样啊。他/她的每一次活动我都还是一样感觉得到，为什么还没出生就被判"死刑"？我不甘心，也不想就这么轻易地放弃，于是连续去了多家医院，但结果都一样，医生一看超声结果就摇头，并建议引产。想到要放弃肚子里的孩子，我心里一万个不愿意，多方找朋友打听、上网找资料，希望尽一切方法极力挽救肚子里的宝宝，那段日子度日如年。

也许是上天眷顾，我终于通过网络找到广东省妇幼保健院

胎儿消化系统疾病释疑

150

的俞钢主任，知道他是胎儿脐膨出方面的专家，于是迫不及待地连夜从广西赶过来，希望能从他这里得到保留胎儿的肯定答案。经过检查，俞主任给了我希望，他告诉我这个疾病是可以等孩子出生以后再治疗的，并将出生后的治疗计划详细地告知我们，这更加增强了我们保留宝宝的决心。俞主任让我正常产检，动态观察脐膨出的范围。虽然在孕晚期，脐膨出的范围有所增大，但因为有俞主任在，我们就像吃了定心丸一样。为了保证胎儿在出生后的第一时间能得到治疗，我在怀孕 36 周的时候在医院附近租房子住了下来，等待宝宝的到来。

孩子是孕 41 + 周出生的，出生的时候脐膨出范围有 10 多厘米，属于巨大脐膨出。宝宝一出生就被安排住进了新生儿外科，由于孩子脐膨出范围太大，俞主任采取了保守治疗，就是采用消毒包扎悬吊法让下面的皮肤慢慢长上

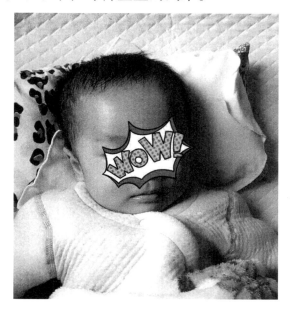

来……在新生儿外科住了一个月，经医生评估后，同意让我们把孩子接回家护理。现在宝宝已经 4 个多月了，膨出部分的皮肤已经长好了。虽然护理孩子的过程很累，但是看到宝宝现在可爱的样子，觉得一切都是值得的。

感恩遇见了俞主任，如果不是俞主任，我们的孩子就不会

来到人世间。感谢俞主任、洪医生及其团队，在孩子住院期间给予精心的护理及为我们耐心地解答病情。感恩！感谢！

球球妈妈
2018 年 1 月

三、医术精湛　医德高尚

作为一个患儿的家长，我怀着激动的心情写下我对俞主任的无限感激和衷心感谢。您用无私的爱心和高尚的医德为我们一家人解除了痛苦，您的一言一行、一举一动诠释着当代医生的职责操守和医道本色。下面我大概讲述一下小孩的成长过程。

2012 年 10 月我再一次当上了妈妈，这份喜悦让全家人欣喜不已。虽然我不是初为人母，各种早孕反应自己心里早就有准备了，但这次怀孕的反应很强烈，每一天都很煎熬。除了自己有强烈的早孕反应外，也有很大的压力，因为毕竟第一胎是女儿，大家都希望这胎是儿子，特别是老人家。所以整个孕期我除了要自己调节思想压力负担外，还要照顾家里所有事务，有时回头想想那段日子真的好累。

怀孕后，我都按时产检。2013 年 5 月 9 日在做产检大排畸时，医生发现胎儿有几个不达标的项目。当时我们夫妻两个听了也不知所措。医生还发现胎儿腹腔有积液，医学上叫"胎粪性腹膜炎"，医生建议我们引产。我们夫妻俩一句话也没说，头脑一片空白，一点心情都没有，根本听不下去，拿着资料就回家了。在回家的路上我几乎快晕倒了，一路上我老公安慰着我。

我回到家后根本接受不了这个事实，脑子里天天想着这个事情，不想吃也不想睡，整整哭了两个星期。后来，我把这情况和我几个好朋友说起，她们叫我去别的医院检查清楚再决定。于是我们带着各种检查报告，找到了好朋友介绍的广东省妇幼保健院海珠院区的邓医生，她看了我的检查报告后说小孩问题不大，并帮我联系了俞主任，让我第二天早上去找他咨询。

　　2013 年 6 月 10 日，我们在广东省妇幼保健院番禺院区的胎儿医学科见到了俞主任。俞主任根据检查结果确诊胎儿为胎粪性腹膜炎，并且很肯定地说胎儿不需要引产。俞主任详细地解说了这个疾病的治疗方案，让我们初步了解到孩子出生后可能面对的问题，还介绍了很多手术成功的病例。那天的谈话让我们夫妻两人重新看到了希望，我们变得更加坚强，也开始接受这个事实，不断地告诉自己，我们是伟大的父母，每一个父母都愿意承受痛苦来交换孩子的快乐！这么想想，我们的心理负担就没那么大了。

　　我的预产期是 2013 年 8 月 31 日，接下来的两个多月我们按照俞主任的要求去做各种检查，每次检查我心里都特别地害怕，因为害怕发生什么事。检查结果出来后我都会拿给俞主任评估，每次与他谈完话，我们就会觉得很踏实和舒畅，他高尚的医德和专业的医术值得我们尊敬。

　　因为一直有俞主任的细心检查和我老公的陪伴，2013 年 8 月 12 日小孩终于顺利出生了。我们也非常幸运，小孩子出生后经过俞主任、洪医生的细心检查，确定不需要手术，并在 2013 年 8 月 19 日出院啦！出院后一个月由于种种原因孩子发高烧不退，我们又赶紧带着孩子来到了医院，我记得当时去到医院是晚上的 12 点，当天俞主任刚好在北京出差。我看到孩子很难受，心如刀绞，虽然很晚，但还是冒昧地打了好多次电话给俞主任。俞主任安排熊医生给孩子进行了初步的检查，六神无主的我们才稍稍松了一口气。熊医生专业地为我们讲解了基本常识，并根据孩子的情况告诉我们应该如何护理。听着熊医生专业的讲解，看着他和善的表情，我们悬着的心落下了一大半。对患儿家长来讲，医生就是最后的心理支柱，他的言行举止影响着患儿全家。正是熊医生专业的医学知识，为我们解除了心里的顾虑。

2015 年 8 月，孩子又检查出鞘膜积液，医生建议孩子两周岁左右做手术。孩子被推进手术室时大声哭喊着"妈妈……妈妈"，眼睛里满是恐惧，我的心真如撕裂般的疼痛。我在楼道里来回地踱着步，心里想怎么度过这漫长的 1 个小时（事先向当医生的朋友打听过，说手术要 1 个小时左右），40 分钟左右我听到自己孩子的姓名，不由得一阵紧张，以为出了什么事情，没想到医生亲切地说："手术结束了，很顺利。我们经常做这种手术，很熟练了。"太厉害了，我不由得更加佩服广东省妇幼保健院医生的医术。

现在我的儿子 4 岁多了，非常活泼可爱，在此我对俞主任表示最衷心的感谢。最后，我代表全家送上对广东省妇幼保健院最真挚的祝愿，祝全体医务人员事业蒸蒸日上，胎儿医学科取得更大的成绩。虽然现在我们很辛苦，但是这些辛苦都是幸福的，希望我家的小宝贝和大宝贝健康、平安地长大。

Susan

2017 年 12 月 20 日

附 图

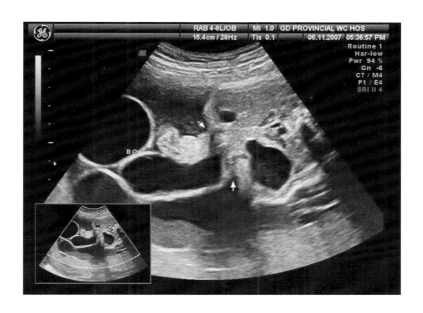

附图 1　超声提示腹裂，肠管游离于羊膜腔中

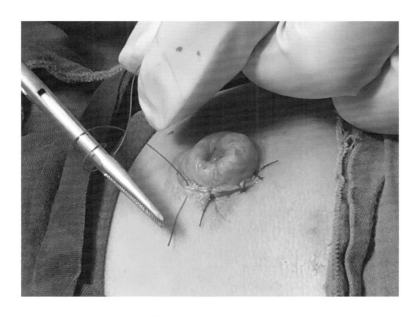

附图 2　微创小切口在脐轮处的隐蔽处理

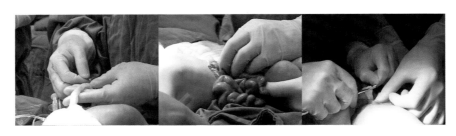

附图3　肠管复位手法治疗

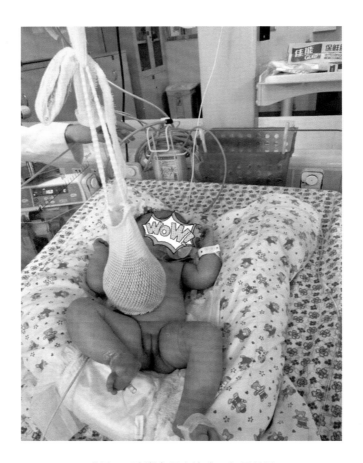

附图4　脐膨出保守治疗：加压悬吊

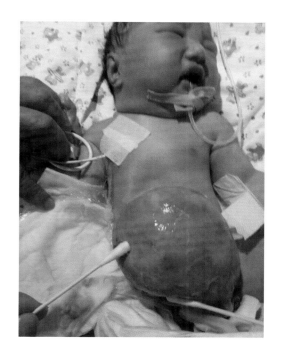

附图 5　巨大脐膨出

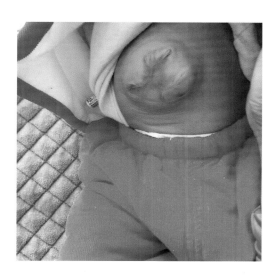

附图 6　巨大脐膨出保守治疗 5 个月后

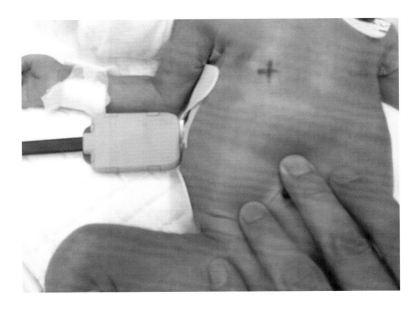

附图7　出生后体查见右腹部膨隆

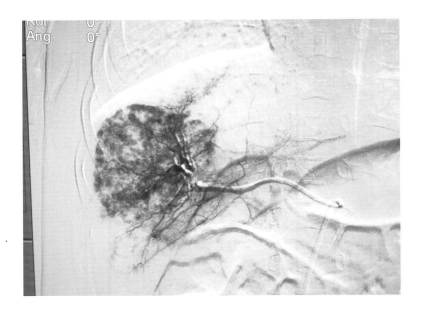

附图8　通过介入手术处理肝脏血管内皮瘤